Bibliografische Information der Deutschen Nationalbibliothek:

Die Deutsche Bibliothek verzeichnet diese Publikation in der Deutschen Nationalbibliografie; detaillierte bibliografische Daten sind im Internet über http://dnb.d-nb.de/ abrufbar.

Coverbild: Evgeny Karandaev @Shutterstock.com

Impressum:

Druck und Bindung: Books on Demand GmbH, Norderstedt Germany
ISBN: 978-3-640-34627-1

Dieses Buch bei GRIN:

http://www.grin.com/de/e-book/126988/schoenheitsideale-im-wandel-der-zeit-und-ihr-zusammenhang-mit-essstoerungen

Susann Grösch/Freudenthal, Carolin Licht

Schönheitsideale im Wandel der Zeit und ihr Zusammenhang mit Essstörungen

Präventionsmaßnahmen und Aspekte der Gesundheitsförderung

GRIN Verlag

Fachhochschule Fulda
FB: Sozialwesen

Carolin Licht
Susann Freudenthal

Diplomarbeit

Schönheitsideale im Wandel der Zeit
- Essstörungen -
Präventionsmaßnahmen und Aspekte der Gesundheitsförderung

Fulda, den 23.Mai 2007

Inhaltsverzeichnis

Begriffserklärung/Abkürzungsverzeichnis

Abb.	Abbildung
bzgl.	bezüglich
bzw.	beziehungsweise
ca.	circa
cm	Zentimeter
d.h.	das heißt
etc.	et cetera
e.V.	eingetragener Verein
(f)f	(fort)folgende
kcal	Kalorien
o.ä.	oder ähnliches
S.	Seite
u.a.	unter anderem
usw.	und so weiter
vgl.	vergleiche
vor Chr.	vor Christus
z.B.	zum Beispiel
zit.n.	zitiert nach

Abbildungsverzeichnis

Vorwort

„Der Mensch ist, was er isst.“[1]

Jeder von uns weiß, dass Aufregung, Angst, Stress, Traurigkeit bzw. Entspannung sich auf unseren Appetit auswirken können. Die individuellen Reaktionen sind allerdings unterschiedlich: Manche Menschen reagieren beispielsweise auf Stress mit vermehrtem Essen, andere hingegen essen so wie nichts. Hält der Stress für längere Zeit an, können einzelne Menschen durchaus einige Kilogramm ab- oder zunehmen.

Wenn man sich selbst beobachtet, wird man weitere psychische Befindlichkeiten entdecken, die Einfluss auf Appetit und Essverhalten haben können.

Essen ist lebensnotwenig, denn unser Körper braucht Nährstoffe zur Aufrechterhaltung der Lebensvorgänge, wie zum Beispiel Muskeltätigkeit, Körperwärme, Stoffwechsel und Wachstum.
Dennoch hat die Ernährung in der heutigen Gesellschaft einen wesentlich höheren Stellenwert. Sie steht für Sinnlichkeit, Genuss, Ästhetik und Kultur. Meist wird unabhängig vom Hungergefühl gegessen.
Dreht sich jedoch das ganze Denken und Handeln nur noch ums Essen und die Figur, kann man von Essstörungen sprechen, die professioneller Hilfe bedürfen. In unserer Arbeit möchten wir uns dazu auf die vier großen Hauptformen von Essstörungen beschränken.
Diese sind Anorexia nervosa, Binge-Eating-Disorder, Adipositas und Bulimia nervosa.
Das Phänomen Essstörung, dass in den letzten Jahrzehnten sehr an Bedeutungen gewonnen hat, stellt den Mittelpunkt unserer Arbeit dar. Immer häufiger werden Essstörungen auch bei jungen Männern beobachtet.

---

1 http://www.peterahne.de

Wir möchten jedoch unser Hauptaugenmerk auf den gesellschaftstheoretischen Kontext beziehungsweise die Rolle der Frauen in der sogenannten westlichen zivilisierten und industrialisierten Welt legen.

Essstörungen können ein Versuch sein, dass eigene Selbstwertgefühl zu erhöhen und die Vorstellungen vom
perfekten Körper, der uns täglich in Zeitschriften und Fernsehen präsentiert wird, erhöht oftmals die Unzufriedenheit mit dem eigenen Körper. Die Entstehung und Aufrechterhaltung von Essstörungen wird dadurch nur verstärkt und gefördert.
Dies zeigt deutlich, dass der Schönheitskult und Gesundheitswahn zu einem in der heutigen Gesellschaft sehr allgegenwärtigen Thema geworden ist.
Schätzungen zufolge ist die Tendenz der Essgestörten weiterhin ansteigend, da durch die Konsumorientierung in der westlichen Welt das Schönheitsideal immer schlanker wird.
Diese Erkenntnis und motiviert durch die eigene Konfrontation mit einer Essstörung, führte zu dem Entschluss, uns mit dieser Problematik auseinander zu setzen.
Im Anschluss an dieses Kapitel möchte Susann Freudenthal sich mit der Thematik „Schönheitsideale und Gesundheitsvorstellungen im Wandel der Zeit" auseinandersetzen. Hier versucht sie einen kleinen historischen Einblick auf das sich wandelnde Schönheitsideal innerhalb der Gesellschaft zu geben.

Die unterschiedlichen Formen der Essstörungen, sowie eine Krankheitsbeschreibung von Anorexia nervosa, Bulimia nervosa Adipositas, Binge-Eating-Disorder und die verschiedenen Unterformen, sollen im Kapitel 2 näher von Carolin Licht betrachtet werden.
Hierzu gehört auch die psychische Befindlichkeit des einzelnen Menschen, deren Einfluss sich auch auf unser Bewegungsverhalten auswirkt. Ist man lustlos oder gestresst, setzt man sich vor dem Fernseher und meint hierbei sich ablenken oder entspannen zu können. Auf der anderen Seite kann seelische Ausgeglichenheit auch dazu führen, dass man Freude und Lust an Bewegung entwickelt.

Auch die Folgesymptome von den oben genannten Krankheiten stellen für sie einen interpretationsbedürftigen Ansatz dar.
Das Erkenntnisinteresse, dass sich aus diesen Fragestellungen ergibt, lässt sich nach Eberhard (1999, S.17ff) als das phänomenale Erkenntnisinteresse definieren, welches sich auf die tatsächlichen Begebenheiten der Essstörungen und ihrer Auswirkungen bezieht.

Das kausale Erkenntnisinteresse, welches sich auf die Ursachen von dem Phänomen Essstörungen bezieht und nach den Gründen fragt, versucht Susann Freudenthal unter dem Kapitel 3 „Mögliche Ursachen bzw. Faktoren von Essstörungen" darzustellen. Hierzu betrachtet sie die biologisch-genetischen Faktoren, die psychologische Komponenten, den familiären Einfluss, sowie die soziokulturellen und gesellschaftspolitischen Einflusskomponenten.
Hier wird sich zeigen, dass es nicht nur eine einzige Ursache für essgestörtes Verhalten gibt, sondern dass viele verschiedene individuelle Faktoren bei der Entstehung von Essstörungen beteiligt sind und sein können.

Im darauf folgenden Kapitel beschäftigt sich Carolin Licht mit den gängigsten Behandlungsansätzen, deren Zielen und Erfolgen. Diese werden häufig miteinander kombiniert, um die Chancen auf Heilung zu erhöhen. Hier zeigt sich auch, dass es aufgrund der verschiedenen Entstehungsfaktoren und Hintergründe der Betroffenen keine einheitlichen Therapiemaßnahmen gibt.

Der 5. Teil der Arbeit bezieht sich auf Möglichkeiten der Prävention von Essstörungen.
Susann Freudenthal wird unter anderem eigene Überlegungen zu primären Präventionen aufzeigen und deren Umsetzungsmöglichkeiten im Alltag. Ihre Überlegung zu dieser Problematik wäre die allgemeine Einführung bzw. Weiterentwicklung von Ganztagsschulen, mit bereits integrierten Präventionsmaßnahmen.

Anschließend möchte Carolin Licht noch einmal kurz auf gesundheitsfördernde Aspekte in der Prävention, mit Hilfe von progressiven Muskelentspannung und autogenem Training, eingehen.

Die abschließende Zusammenfassung soll ein allgemeines Fazit der kompletten Thematik darstellen und überprüfen.
Ebenso soll dargestellt werden, welche Rolle und Einfluss hierbei die Gesellschaft auf die Problematik hat, und inwiefern sich sozialpädagogische Arbeit auf die betroffenen Personen und ihre Angehörigen unterstützend auswirken kann.

Folgende Fragen haben sich für uns ergeben, die wir versuchen wollen zu klären.

- Woran liegt es, dass hauptsächlich Frauen an einer Essstörung erkranken?
- Welche Einflüsse haben TV-Sendungen wie „Germany´s Next Topmodel" oder „Besser Essen" auf unsere Gesellschaft?

1 Schönheitsideale und Gesundheitsvorstellungen im Wandel der Zeit

Schon Johann Wolfgang von Goethe sagte einst:

„Schönheit ist ein gar willkommener Gast."[2]

Um sich überhaupt mit dem Begriff „Schönheitsideal" beschäftigen zu können, sollte man sich erst mit verschiedenen Fragen auseinandersetzten. Hierbei ist die wichtigste Frage zu klären, was Schönheit überhaupt ist.

Schon über Jahrhunderte haben Philosophen, Wissenschaftler und Künstler versucht eine Definition für diesen Begriff zu finden. Eine wäre zum Beispiel: „[...], dass Schönheit etwas ist, das über den Durchschnitt hinausragt."[3]
Man kann daraus schließen, dass Schönheit einen Menschen ausgrenzenden Charakter hat, denen gegenüber die nicht diesem Idealbild entsprechen.[4]

---

2 Goethe, Johann Wolfgang von
3 Deuser, Gläser, Köppe 1995, S.15

Eine andere wichtige Fragestellung wäre, warum es dem Menschen schon seit jeher so wichtig erscheint diesem Bild beziehungsweise diesem Ideal zu entsprechen. Wahrscheinlich ist der Wunsch ein anerkanntes Mitglied der Gesellschaft zu sein einer der wichtigsten Faktoren. Dies rührt daher, da es sich bei dem Menschen eher um ein Rudeltier und nicht um einen Einzelgänger handelt, und wir uns somit anpassen wollen und müssen, um dazuzugehören.[5]
Menschen haben also schon von jeher versucht, dem Schönheitsideal der jeweiligen Zeit in der sie lebten, zu entsprechen. Sie versuchten ihr Äußeres beispielsweise durch Schmuck, Bemalungen und Kleidung zu verändern, und sich dadurch zu verschönern. Das Streben nach Schönheit ist keine Erfindung der Moderne und die Schönheitsideale der Zeit sind nicht naturgegeben, sondern werden von der jeweiligen Gesellschaft geprägt.
Sie haben sich häufig verändert und so wird es auch in der Zukunft sein.[6]
Demzufolge steht die Schönheit also im direkten Zusammenhang zwischen der jeweiligen Kultur und der Gesellschaft. Da sich diese jedoch von Zeit zu Zeit ändert, ist der Begriff Schönheit ein subjektiver Begriff, der nur ein Idealbild der jeweiligen Epoche und die damit einhergehende Gesellschaft widerspiegelt.[7]

Heute sind es marktwirtschaftliche und individuelle Faktoren, die unser Schönheitsideal beeinflussen. Werbebranche, Bekleidungsindustrie, Kosmetikindustrie, Diätbranche sowie Schönheitschirurgie verdienen daran, dass Frauen und Männer versuchen, dem Schönheitsideal zu entsprechen oder wenigstens näher zu kommen.[8]

Besonders Frauen sind mit einem fest verankerten Schönheitsideal tagtäglich konfrontiert. Sie wurden und werden immer noch als das „schöne Geschlecht" bezeichnet.
Häufig ist es so, dass sie nur auf ihr Aussehen und ihren Körper reduziert werden, sie werden kritischer beurteilt und ihre körperliche Attraktivität ist wichtiger als bei Männern.[9]

---

[4] vgl. Deuser, Gläser, Köppe 1995, S.15
[5] vgl. Deuser, Gläser, Köppe 1995, S.19
[6] vgl. Cuntz, Hillert 2003, S.53
[7] vgl. Deuser, Gläser, Köppe 1995, S.15
[8] vgl. Posch 1999, S.14ff, zit.in Absenger 2003, S.17
[9] vgl. Deuser, Gläser, Köppe 1995, S.16

Natürliche üppigere Körperformen, auch „Problemzonen" genannt, gelten als unattraktiv, undiszipliniert, kontrolllos, krankhaft und werden als Schwäche gewertet.[10]
Die wirkliche Problemzone entsteht jedoch im Kopf. Wenig Selbstvertrauen und die Angst nicht geliebt zu werden, spielen hierbei eine große Rolle.
Also wird versucht, den eigenen Körper zu formen und zu verbessern. Dies geschieht durch Körperhaarentfernung, Diät halten, gezügeltes Essverhalten und exzessiven Sport, um nur einige zu nennen. Auch die Möglichkeiten der modernen Schönheitschirurgie sind heute allgemein bekannt und bereits weit verbreitet.[11]
Schönheitsideale sind stets mit Glücksversprechen, Liebe, Erfolg und sexuelle Attraktivität verknüpft. „Ich mach das nur für mich!", sagen Frauen, wenn sie ihren Körper zugunsten des Schönheitsideals manipulieren.
Die Disziplin und die Kontrolle über den eigenen Körper werden von den Frauen als ein Schritt zur Selbstbestimmung angesehen.[12]
In der Gesellschaft ist der Begriff Schönheit nicht mehr wegzudenken.
Sätze wie: „Schönheit hilft im Leben weiter", „Die Partnersuche ist leichter", „Schöne Menschen werden von vorne herein als intelligenter und sozial kompetenter eingestuft", „Es ist einfacher einen Job zu finden, wenn man schlank und attraktiv ist."

Diese oder ähnliche Worte dürften wir schon alle einmal irgendwo gehört haben. Oftmals werden sie uns schon im Kindesalter durch Medien und Familie suggeriert. Dies vermittelt uns doch den Eindruck, dass unsere äußere Hülle das wichtigste an UNS ist! Bestehen wir nur aus Haarfarbe, Frisur, Schminke, Augen, tollen Kleidern und einen an die Norm „angepassten" Körper? Ist es nicht wichtiger zu wissen, dass es möglich ist, auch ohne eine Veränderung des Äußeren, schön, erfolgreich, beliebt und anerkannt zu sein?[13]
Die typische Rubens-Frau, das Idealbild zur Zeit des Barocks, hätte heute auf den Laufstegen der Welt, keine Chance sich als Model zu etablieren.

---

10 vgl. Absenger 2003, S.13f
11 vgl. Jacobi, Paul, Thiel 2004, S.22
12 vgl. Absenger 2005, S.13
13 vgl. Grauer, Schlottke 1987, S.83ff

Ein zu geringes Selbstbewusstsein einhergehend mit der Definierung des Selbstwertes rein über das Äußere ist ein gefährlicher Kreislauf, denn Schönheit ist bekanntlich vergänglich.
Zufriedenheit und Lebensfreude sind die Schlagworte, die die Schönheit von innen ausmacht. Wer mit sich zufrieden ist, kommt besser bei seiner Umwelt an und ist unabhängig vom jeweiligen Schönheitsideal, den vermeintlich perfekten Gesichter und Figuren aus der Welt der Werbung und der Stars unserer heutigen Gesellschaft.[14]
Schönheit stellt keine objektive Größe dar. Sie besitzt sehr viel Wandlungsfähigkeit, was auch die große Zahl an Schönheitsidealen erklärt, welche sich im Laufe der Geschichte entwickelt haben.[15]
Keine Frau kann sich ihrer, auf welcher Weise auch immer, erlangten Schönheit, sicher sein.
Diätpillen, Sport, Kosmetik und plastische Chirurgie können keine Hilfsmittel für ewige Schönheit sein, da sie nur allzu vergänglich und zerbrechlich ist.

1.1 Twiggy oder Rubensfrau – Schönheit im Wandel der Zeit

Bereits sehr früh wurden menschliche Proportionen künstlerisch dargestellt und aus den verschiedenen Kunstwerken kann man oftmals das Schönheitsideal der jeweiligen Zeit rekonstruieren.
Funde aus der Altsteinzeit (30.000 bis 10.000 vor Chr.) von weiblichen Figuren lassen darauf schließen, dass üppige Frauenkörper bevorzugt wurden.[16]

Während der Gotik (13. bis 15.Jahrhundert) bis in die Frührennasissance, galt das Ideal des jugendlich-schlanken Körpers. Frauen wurden schmal, mit kleinen Brüsten und Spitzbauch dargestellt.

Im Barock (17. bis frühes 18. Jahrhundert) waren üppige Formen wieder gewünscht. Gutes Essen und Trinken gehörte besonders zu dieser Zeit zum gehobenen Lebensstil und daher spiegelte ein praller Körper Macht und Prunk wider.

---

[14] vgl. Posch 1999, S.98f
[15] vgl. Deuser, Gläser, Köppe 1995, S.15
[16] vgl. Absenger 2003, S.7

Während des Rokokos (1720-1770) kam das Korsett in Mode, um dem weiblichen Körper anmutige, graziöse und schlanke Formen zu verleihen.[17]

Nach der französischen Revolution (1789-1799) war die Kleidung für eine Weile bequemer und praktischer geworden – bald aber mussten Frauen sich wieder in enge Korsetts und aufwendige Kleider zwängen.
Im Klassizismus (1770-1830) wird das Schönheitsideal aus der Antike wieder belebt. Hochmodern ist, wie einst bei den Römern – eine über den Hüftbereich verschobene Taille.
Ein rosiges Gesicht und möglichst ausdruckvolle, jedoch kaum geschminkte Augen galten als Ausdruck besonderer Anmut. Natürlichkeit und wohlproportionierte Formen des weiblichen Körpers ohne Korsett, galten als schön und ästhetisch.[18]
Ein paar Kilos zuviel an Armen, Schultern, Brüsten und Waden galten als erwünscht und waren ein Zeichen von guter Gesundheit.
Dennoch war auch in diesem Zeitalter eine schmale Taille erwünscht und oftmals wurde diese durch das damals noch sehr beliebte Korsett erzielt. Was die Oberweite betraf, wurde gerne auch etwas nachgeholfen, wenn sie nicht der optimalen Größe entsprach.

In der Frühromantik (1789-1800) waren wieder molligere Formen gefragt, wobei jedoch die Taille wieder schmal geschnürt wurde.
Die Kleidermode behinderte jede Bewegung.[19]

Ab Anfang des 19. Jahrhunderts, zu Beginn der Industrialisierung, kam es zu einem Wandel der Ernährungsgewohnheiten. Der verzehr von Fleisch, Eiern, Käse, Fetten und Zucker stieg enorm an. Diese Wende und die Einschränkung der körperlichen Arbeit durch die immer weiter steigende Mechanisierung, führten zu einem Anstieg des Körpergewichtes und den daraus resultierenden Gesundheitsproblemen.

---

17 vgl. Schlottke 1987, S.142f
18 vgl. Absenger 2003, S.7f
19 vgl. Grauer, Schlottke 1987, S.150ff

Aus diesen Gründen begann man ab der zweiten Hälfte des 19. Jahrhunderts über eine alternative Ernährungsweise nachzudenken und Diätreformer sahen in einer kompletten Ernährungsumstellung eine Notwendigkeit.[20]
Gegen Ende des 19. Jahrhunderts beziehungsweise zu Beginn des 20. Jahrhundert vollzieht sich der Wandel von Schönheitsidealen immer schneller. Das Korsett wird als Relikt vergangener Zeiten erklärt. Was das Mieder einst an überflüssigen Pfunden verbarg, musste nun am Körper selbst abgespeckt werden. Schlank galt als die zu erreichende Norm und es begann der Kampf der Frauen gegen unerwünschte beziehungsweise überflüssige Pfunde. Hungern war angesagt.[21]
Die erzwungene Selbständigkeit der Frauen, die der Erste Weltkrieg mit sich brachte, führte zu einer beginnenden Emanzipation in den 20er Jahren. Den Frauen dieser Zeit ging es auch darum, sich mit Hilfe eines schlanken Körpers vom alten Bild der Frau und ihrer untergeordneten Funktion als Hausfrau und Mutter zu entfernen.
Sie begannen selbstbewusster zu werden und ein besseres Köperbewusstsein zu entwickeln. So entstand eine erste Schlankheitswelle, da der Frauentyp der 20er Jahre durch ein knabenhaftes Aussehen geprägt war.
Das neue Schönheitsideal verbarg Busen, Taille und Hüfte unter geraden Kleidern. Modern waren männliche Kurzhaarschnitte und ausladende Hüften. Eine knabenhafte Figur ohne Brust galt bei den Frauen als schön.[22]
Dies hatte zur Folge, dass die Frauen mit Hilfe von Schlankheitspillen und Salben, versuchten jegliche weibliche Rundungen abzulegen, um der knabenhaften Figur zu entsprechen. Aufgrund dieser Tatsache, wurden diese Art von Schönheitsprodukten immer beliebter und fanden reißenden Absatz.
Da man schnell bemerkte, dass nur das Hungern alleine nicht ausreichte um dem Ideal zu entsprechen, begann man mit Sport, Sauna und Massagen die überflüssigen Kilos loszuwerden.[23]

Insbesondere Ende der 20er und Anfang der 30er Jahre entstand, aufgrund des sich wandelnden Idealbilds, ein neuer Trend: Diätbücher.

---

20 vgl. Merta 2003, S.93
21 vgl. Posch 1999, S.37ff, zit.in Absenger 2003, S.8
22 vgl. Absenger 2003, S.8
23 vgl. Deuser, Gläser, Köppe 1995, S.23f

Das Diätbuch von der kalifornischen Ärztin Lulu Hunt Peters erschien 1918 und wurde zum Bestseller.

Die Ernährungsreformer dieser Zeit sahen Rohkost und Obstspeisen als ein ideales Mittel den Fettansatz schwinden zu lassen.

Die Hollywood-Diät, sowie die Hay´sche Trennkost bekamen immer mehr Anhänger.[24]

Durch den wirtschaftlichen Niedergang und den Zweiten Weltkrieg wurden die 30er und 40er Jahre des 20. Jahrhunderts geprägt.

Die Gesellschaft verlangte nach einem traditionelleren Frauenbild. Eng geschnittene Kleider sollten die schlanken weiblichen Formen wieder betonen.

Die in den 20er Jahren entfachte Emanzipation der Frau, trat gegen Mitte der 30er Jahre wieder in den Hintergrund.

Brust, Taille und Hüfte waren wieder ein Ausdruck für Weiblichkeit und Schönheit.[25]

Die äußere Erscheinung der neuen Weiblichkeit wurde definiert durch eine schlanke und straffe, aber dennoch kräftige Figur mit größeren Brüsten und breiteren Hüften als Ausdruck von Gebärfreudigkeit.

In Deutschland endete der freie Umgang mit dem Körper mit der Machtergreifung Hitlers (1933).

Blond, blauäugig und möglichst durchtrainiert lautete die Definition des Schönheitsbegriffs in der NS-Zeit. Was als arisch und demnach schön im Sinne des nationalsozialistischen Terrorregimes galt, wurde genauestens vermessen: Körperbau, Schädelgröße, Stirn, Wangenknochen und Augenhöhlen hatten keine auffälligen Merkmale aufzuweisen.

Natürlich, ungeschminkt und nicht rauchend war das Idealbild der „deutschen Frau“ zur NS-Zeit.

Die Weiblichkeit wurde wieder gleichgesetzt mit der Mütterlichkeit und die Emanzipation der Frauen trat weitgehend in den Hintergrund.[26]

---

24 vgl. Mar/Wolf 1928, S.8; Zikel 1925, S.64 zit.in Merta 2003, S.126

25 vgl. Absenger 2003, S.8

26 vgl. Posch 1999, S.40

Schon bald, nach Ausbruch des Zweiten Weltkriegs, standen die Frauen wieder an den Fließbändern der Rüstungsfabriken und mussten „ihren Mann“ stehen.

Kurz nach dem Ende des zweiten Weltkrieges galt Beleibtheit bei Frauen und Männern als ein Zeichen von Wohlstand. Die vollschlanke Figur galt in der entbehrungsreichen Zeit als ein Zeichen für Reichtum und Gesundheit.[27]

In den 50er Jahren kamen erneut Rundungen in Mode und Frauen nahmen wieder die Rolle der Hausfrau und Mutter ein. Weibliche Rundungen, eine schmale Taille mit nicht zu breiten Hüften, lange wohlgeformte Beine und ein voller Busen kamen wieder in Mode.
Der noch vor wenigen Jahren bevorzugte mütterliche Typ, wich jetzt, dem der „Sexbombe“.
Attraktivität bekam einen hohen Stellenwert in der Gesellschaft und gewann immer mehr an Bedeutung für das weibliche Geschlecht.

Allgemein wurde das Schönheitsideal stark durch das Kino geformt.
Sophia Loren, Marylin Monroe oder Gina Lollobrigida verkörperten „die Frau“.
Der Beruf des Models oder wie man es damals noch nannte „Mannequin“ wurde erstmalig zu einem sehr angesehenen Frauenberuf.[28]
Der Frauentyp war schlank aber nicht „dürr“.
Ein gutes Beispiel hierfür ist die bereits oben erwähnte Marylin Monroe. Mit ihrer Kleidergröße von 40/42 war sie der Inbegriff der perfekten Frau. In der heutigen Zeit würde sie eher als Model für Übergrößen eingestuft werden.

In Kinos, Zeitschriften und dem Fernsehen wurden immer mehr Bilder von halbnackten weiblichen Körpern gezeigt. Der eigene Körper wurde von nun an mit diesem Medienideal verglichen.[29]
In dieser Zeit begannen Frauen auch damit, ihren Körper mit Hilfe von chirurgischen Eingriffen zu verändern.
Ob es aus eigenem Wunsch geschah, oder um nur wieder einem neuen Frauenkörper-Ideal nachzueifern, wissen letztlich nur die Frauen selbst.

---

27 vgl. Absenger 2003, S.8
28 vgl. Grauer, Schlottke 1987, S.157
29 vgl. Deuser, Gläser, Köppe 1995, S.25

Ab den 60er Jahren wurde die weibliche Schönheit ein öffentliches Thema und war von da an nicht mehr wegzudenken.
Schönheitsratgeber, Schlankheitsideale, Mode und Frisuren waren ein allgegenwärtiges Thema.

Die Anfänge der 60er Jahre waren zunächst noch geprägt von Frauen mit langen Beinen, schmaler Taille und großen Busen.
1963 wurde durch die New Yorker Hausfrau Jean Nidetch, die sich regelmäßig mit übergewichtigen Freunden traf, der Grundstein für das renommierteste Abnehmunternehmen der Welt – die „Weight Watchers" gelegt.[30]

Das Modell Twiggy, mit ihrem zarten eckigen sehr dünnen Körper, schmalen Hüften und Schultern, prägte Ende der 60er Jahre ein neues Ideal.
Sie galt als die „teuerste Bohnenstange" der Welt und bescherte mit ihren 42 Kilogramm bei 170 Zentimetern, besonders jungen Frauen eine neue Krankheit, die Magersucht.[31]
Frauen wollten nicht mehr schwanger werden, da sie die damit verbundene Gewichtszunahme fürchteten.
Das Ideal „Schön und Schlank" wurde zum Diktat, dem vor allem die jüngeren Mädchen, der 60er Jahre, versuchten strikt zu folgen.[32]
Ende der 60er Jahre gab es Unmengen an Verschönerungsprodukten für Frauen, was sie permanent daran erinnerte, an ihrem Äußeren arbeiten zu müssen.

Das sportliche Erscheinungsbild prägte das Schönheitsideal der Frau aus den 70er Jahren.
Die bevorzugten Frauentypen waren schlank, langbeinig und sportlich.
In der Ernährung lautete die Devise FdH (Friss – die – Hälfte).
Aber nicht nur diese Form der Nahrungsaufnahme fand eine enorme Anhängerschaft, sondern auch die Atkins Diät und Pritkin Diät.

---

30 vgl. Posch 1999, S.44
31 vgl. Absenger 2003, S.8
32 vgl. Deuser, Gläser, Köppe 1995, S.26

Gegen Ende der siebziger Jahre entstand die „Brigitte Diät". Hier handelt es sich um eine kalorienreduzierte Mischkost, die bis heute zu den erfolgreichsten Diäten zählt.
Bei der in den späten siebziger Jahren entstandenen Fitness- und Aerobicwelle, standen nicht unbedingt die Schönheit an erster Stelle, sondern ein schlanker durchtrainierter Körper und das Thema Gesundheit.
Der Verkauf nährstoffangereicherter Instant – Pulver und Formular- Diäten boomte.[33]
Die 80er Jahre wurden weiterhin durch Diäten beherrscht und in der zweiten Hälfte begannen sich die Körper der Models von der durchschnittlichen Frau soweit zu entfernen, dass es fast unmöglich war, ihnen nachzustreben.
Die Frauen der späten 80er und frühen 90er Jahre erschienen als Karrierefrauen. Der ideale Mensch der Werbung dieser Jahre ist jung, strahlend, perfekt gekleidet, schlank, selbstbewusst, erfolgreich und nach Unabhängigkeit strebend.
Die neue Rolle der Frau verschaffte der Convenience-Welle, einen enormen Aufschwung. Tiefkühlprodukte, Fertigprodukte Mikrowellengerichte, wie Tütensuppen und Tiefkühlpizza, gewannen zunehmend an Bedeutung.
Jugend, Leistungsfähigkeit, Fitness und Schönheit wurden in der westlichen Gesellschaft wieder einmal zur Massenbewegung.
Der Wunsch nach dem perfekten, jugendlichen Körper drückte sich in Wonderbras, Push-ups und Shape-ups aus, die Po und Busen lifteten und Bäuche platt drücken sollten.
Diätwahn, Bodybuilding, Schönheits-OP's und teures Make-up erhielten einen hohen Stellenwert.[34]
Die Medien vermittelten täglich das damalige Schönheitsideal. Fast alle Frauen begannen nun ihren Körper überkritisch zu betrachten. Oftmals resultierte daraus eine Unzufriedenheit mit dem eigenen Körper.[35]

Mitte der 90er Jahre entstand ein neuer Trend.
Die „Mädchen-Girlies". Sie erschienen mager, jung, ungekämmt und wurden somit oftmals Kindfrauen genannt.

---

[33] vgl. Posch 1999, S.46
[34] vgl. Merta 2003, S.537
[35] vgl. Posch 1999, S.47ff

Sie benutzten dieses als Freiraum für weibliche Körper-Experimente und Identitätskonstruktionen.[36]
Der neue Look setzte sich aus Miniröcken, knappen individuellen Tops, Kniestrümpfen und extravaganten Schuhen zusammen.

Durch den Körper-Boom zu dieser Zeit wurde der männliche Körper erstmals auch verstärkt zum Gegenstand der Öffentlichkeit.

Das Thema Modells und Magersucht gehört spätestens seit der Kate Moss Ära, die den sogenannten Waif- oder Heroin Chic-Look einführte, am Ende der 90er Jahre, zu einem strittigen Thema.
Seit dieser Zeit dominiert das Schönheitsideal der extrem schlanken, teils sogar knochigen Frau.[37]
Models mit weiblichen Formen, wie einst Cindy Crawford, waren nicht mehr gewünscht und der Trend nach immer jüngeren und dünnern Frauen entstand.
Die plastische Schönheitschirurgie, die in den letzten Jahren einen enormen Aufschwung erhielt, ermöglicht heutzutage fast jedem seinem Idealbild näher zu kommen.

Der sich über das Schlanksein definierende Begriff von Schönheit und Schönheitsideal, hat mittlerweile ein Stadium erreicht, dass nicht nur gesundheitsschädigend ist, sondern auch Diskussionen um den weiblichen Schlankheitswahn aufflammen lässt.[38]

Heute wird in 1000en von Frauenzeitschriften die schlanke Figur propagandiert. Schön zu sein wird als die einfachste Sache der Welt dargestellt. Um das zu erreichen werden Schmink-, Frisuren- und Diättips gegeben. Damit wird die Hoffnung geweckt, dem vorgegeben Ideal der Titelseite zu entsprechen.[39]
Die skelettgleichen Modells und Schauspielerinnen der heutigen Zeit verherrlichen das Dünnsein und erheben sie somit zu einem Statussymbol. Image bedeutet alles.

---

36 vgl. Absenger 2003, S.8
37 vgl. Posch 1999, S.48
38 vgl. Deuser, Gläser, Köppe 1995 S.163
39 vgl. Posch 1999, S.111

Aus diesem Grund lassen sich die Stars in Hollywood sehr vom Trend des Laufstegs beeinflussen.
Die im Rampenlicht stehenden Persönlichkeiten wie Paris Hilton, Keira Nightley, Lindsay Lohan und Victoria Beckham etc. sind einfach zu dünn. Viele junge Mädchen und Frauen nehmen sich diese Personen als Vorbild und versuchen ihnen nachzueifern.[40]

Der Schlankheitswahn kann gerade bei jüngeren Mädchen dadurch auch immer absurdere Formen annehmen.

In sogenannten „Pro-Ana" oder „Pro-Mia" & Co.[41] Foren im Internet, wird die Magersucht oder die Bulimie als extremes Schönheitsideal dargestellt.
Für immer mehr Mädchen ist das nicht krank sondern Lifestyle. Sie fristen ihr Dasein mit zwei Nektarinen, 500 Gramm Broccoli und vielleicht noch einem Apfel pro Tag, um schöner, schlanker, perfekter zu sein.
„Pro Anas" nennen sie sich dann, denn „Ana" ist ihre beste Freundin. Eine nette Abkürzung für eine hässliche Krankheit.
Es ist bereits eine regelrechte Bewegung, die vor etwa fünf Jahren in den USA entstanden ist und nun auch in Deutschland Fuß fasst.
Hier werden die Krankheiten als eine Art Selbstverwirklichung suggeriert.
Die Mitglieder geben sich untereinander Tipps, wie man dem angestrebten Schönheitsideal am schnellsten und effektivsten näher kommen kann.
Zu den Symbolen der Bewegungen gehören Armbänder, die an Essregeln erinnern: Ein Armband in Rot steht für Magersucht, Lila für Bulimie, Weiß für Hungern. Ansteckknöpfe tragen Inschriften wie "Ana Queens" oder "Think thin". [42]

Würde man den Wandel der Schönheitsideale im letzten Jahrhundert in einer Kurve geometrisch aufzeichnen, so lässt sich ein klares Bild erkennen von immer dünner werdenden weiblichen Körpern erkennen.
In der Regel wird keinerlei Rücksicht auf den eigenen Körper beziehungsweise auf die eigene Gesundheit genommen.

---

[40] vgl. Absenger 2005, S.19f
[41] steht für pro Anorexia nervosa oder für pro Bulimia nervosa
[42] vgl. http://de.wikipedia.org

Durch einseitige Ernährung und der immer eingeschränkteren Bewegung der Menschen, ist es nicht verwunderlich, dass es in den letzten Jahren zu einer Zunahme von Essstörungen jeglicher Art gekommen ist.
Aber das ist noch nicht alles: Der Mythos Schönheit hat sich mittlerweile zu einem käuflichen Symbol für Erfolg, Lebensart und Lebensstandard entwickelt.[43]

1.2 Historische Erscheinungsformen vom abweichenden Essverhalten

Essstörungen sind nicht erst als Begleiterscheinung des Nahrungsüberflusses in den westlichen Industriegesellschaften aufgetreten.
Seit Jahrhunderten haben einzelne, meist junge Frauen durch freiwilligen Nahrungsverzicht Aufsehen erregt, sie wurden bestaunt, bewundert oder misstrauisch beobachtet. In zeitgenössischen Berichten ist von Fastenwundern und Hungerkünstlern die Rede.

Zwar gibt es einige Verweiße aus der Historie über die verschiedenen Formen von Essstörungen, aber noch nie haben sie so viel öffentliche Aufmerksamkeit erregt wie in den letzten Jahren.[44]
Immer mehr Menschen, mehrheitlich junge Frauen, sind davon betroffen. Nicht wenige tragen über die Jahre hinweg schwerwiegende Schäden davon.[45]

Das folgende Kapitel soll einen kurzen Abriss der Geschichte über die bekanntesten Essstörungen wie zum Beispiel. der Bulimia nervosa, der Anorexia nervosa und der Adipositas geben.

1.2.1 Geschichte der Anorexia nervosa

Die Magersucht ist als Krankheit schon lange bekannt.
Wenn viele Überlieferungen aus der Vergangenheit auch nicht auf die Magersucht im medizinischen Sinne reduzierbar sind, zeigen einige Biographien doch Charakteristika der Anorexie, wie wir sie heute verstehen.

---

43 vgl. Deuser, Gläser, Köppe 1995, S.163
44 vgl. Ehle 1992, S.52f
45 vgl. Habermas 1990, S.55ff

Fasten und Gewichtsabnahme enthalten ein Protestpotential und sind bedeutend für die Entwicklung der Autonomie.
Beschreibungen aus dem Mittelalter zeigen, dass schon damals das Fasten als heilig angesehen wurde. Der heiligen Katharina von Siena beispielsweise, ermöglichte das Fasten, familiäre Heiratsbeschlüsse abzuwehren.[46]

Bereits 1694 beschrieb der englische Arzt Richard Morton die wesentlichen Eigenschaften der Krankheit facettenreich und detailliert.
Als Ursache nahm er eine Störung des Nervensystems an, die völlige Appetitlosigkeit und nervöse Auszehrung zur Folge hatte.
Seine These erhielte jedoch keine Aufmerksamkeit und geriet im Laufe der Zeit wieder in Vergessenheit.[47]

Erst viele Jahre später, 1873, wurde das Krankheitsbild der Anorexia nervosa durch zwei fast zeitgleich, jedoch unabhängig voneinander durchgeführten Arbeiten zweier Mediziner bekannt.
Der englische Internist William Whitey Gull (1816-1890) und der französische Neurologe Ernest Charles Lasègue (1816-1883) beschrieben erstmalig die typischen Symptome der Magersucht. Sie gaben ihr den Namen „hysterical anorexia“ bzw. „anorexie hystèrique“, da sie noch auf hysterische und depressive Grunderkrankungen zurückgeführt wurden.
Beide fanden heraus, dass diese Krankheit auf psychopathologische Faktoren zurückzuführen ist.
Hauptsächlich Frauen zwischen 15 und 23 Jahren erkrankten daran.
Schon damals stellte man fest, dass eine Uneinsichtigkeit der Patienten bezüglich ihrer Krankheit bestand.

Sie hielten den Ursprung der Krankheit für psychisch bedingt und diagnostizierten, dass diese nicht unbedingt durch Appetitlosigkeit hervorgerufen wurde.
Trotz der gestellten Diagnose wurde das Krankheitsbild als solches noch oft mit den Krankheitsbildern der Chlorose oder der Melancholie verwechselt.

---

46 vgl. Habermas 1990, S.41ff
47 vgl. Schütze 1980, S.12

Siegmund Freud betitelte die Anorexia 1895 als eine Form von Melancholie bei unterentwickelter bzw. nicht ausgereifter Sexualität.[48]

Erst ab der Jahrhundertwende gehörte der Begriff Anorexia nervosa zur gängigen medizinischen Fachsprache, allerdings gab es noch keine Einigkeit über die Definition der Erkrankung.
Man erkannte jedoch größtenteils an, dass es sich um eine psychische Störung handelt.
Trotz allem war man sich über die Ursache weiterhin uneinig und als Therapie kannte man nur die Zwangsernährung.[49]

Mit dem Wandel des weiblichen Schönheitsideals in den 20er Jahren des 20. Jahrhunderts, und dem Wandel der gesellschaftlichen Stellung der Frau, nahm die Häufigkeit der Essstörungen zu.
Somit wurde das Interesse an der Erforschung dieser Krankheit von den Medizinern gesteigert und geweckt.[50]

Einen wahrhaftigen Anorexie-Boom hat in den späten 60er Jahren das spindeldürre Model Twiggy[51] ausgelöst.
Frauen aller Alters- und Gesellschaftsklassen erkannten das von vielen Männern als „Hungerhaken" verschriene Model als Ideal an.[52]

Erst ab den 70er/ 80er Jahren des 20. Jahrhunderts erregte die Magersucht, die bis vor wenigen Jahren nicht einmal unter medizinischen Experten bekannt war, vermehrt das Interesse der Öffentlichkeit.

Es kann aber nicht eindeutig belegt werden, ob dies nur daher kam, dass die Krankheit in der heutigen Gesellschaft tatsächlich öfter auftritt, oder ob die gestiegene Aufmerksamkeit dazu führt, dass die Krankheit häufiger diagnostiziert wurde und wird.[53]

---

[48] vgl. Buddeberg-Fischer 2000, S.8
[49] vgl. Deuser, Gläser, Köppe 1995, S.175
[50] vgl. Buddeberg-Fischer 2000, S.8
[51] englisch, zu Deutsch Zweig
[52] vgl. Merta 2003, S.318
[53] vgl. Habermas 1994, S.155

1.2.2 Geschichte der Bulimia nervosa

Bulimie wurde lange Zeit nicht als eigenständige Krankheit angesehen und auch in der Literatur der Jahrhundertwende gab es nur wenige Schilderungen von bulimischen Verhaltensweisen.
Im Zusammenhang der Magersucht bemerkte schon Lasègue (1873) bei seinen Fallstudien, dass viele anorextische Patientinnen sich bewusst erbrachen, nachdem sie gezwungen worden waren, zu essen.

Gegen Ende des 19. Jahrhunderts kam vermehrt das Interesse bei Medizinern an Patienten auf, die innerhalb kürzester Zeit große Mengen an Nahrungsmitteln verschlingen konnten und durch selbstinduziertes Erbrechen ihren Körper manipulierten. Oftmals wurden die Fälle von Bulimie zur damaligen Zeit noch als Angstneurose diagnostiziert.[54]

In den späten 30er und frühen 40er Jahren des 20. Jahrhunderts traten vermehrt Fälle dieses Krankheitsbildes auf.

Die erste Falldarstellung des Bulimie-Syndroms wurde im Jahre 1932 veröffentlicht.
Es dauerte jedoch noch einige Jahrzehnte, bis ein Zusammenhang und einheitliches Bild der Symptome von übermäßigen Fressanfällen, den darauf folgenden Panikattacken und dem dann aus Schuldgefühl selbst herbeigeführtem Erbrechen der zugeführten Nahrungsmitteln, hergestellt werden konnte.

Erst in den 70er Jahren wurde Bulimie nicht mehr nur als Teil der Anorexia Nervosa betrachtet, sondern von der amerikanischen Ärztin Marlene Boskind-Lodahl 1976 als „Bulimiarexie“ bezeichnet.
Das Krankheitsbild der Bulimie wurde erst 1979 durch Russel begrifflich und inhaltlich von der Magersucht abgegrenzt. Die Aufnahme und Definition als eigenständige Krankheit im Katalog psychiatrischer Störungen durch die American Psychiatric Association erfolgte 1980.

---

[54] vgl. Merta 2003, S.316

Trotz vieler verschiedener Bezeichnungen für dieses Krankheitsbild, sind die am häufigsten verwendeten Begriffe „Bulimie“ oder „Bulimia nervosa“.[55]

1.2.3 Geschichte der Adipositas

Schon in der griechischen Antike gab es Namen für Adipositas.
So wurde sie zur damaligen Zeit „polysarkia“ genannt. Dies bedeutet so viel wie „Fleischesüberschuss“. Allerdings wurde diesem Erscheinungsbild noch nicht viel Aufmerksamkeit beigemessen.

Auch in den darauf folgenden Jahrhunderten wurde in der Sekundärliteratur die Problematik nur kurz abgehandelt.

Zur Zeit des Mittelalters gab es schon unterschiedliche Einstellungen bezüglich Übergewicht und Fettleibigkeit.
Auf der einen Seite wurde sie als Sünde betrachtet und demzufolge therapiert, beziehungsweise bestraft.
Auf der anderen Seite galt für diejenigen denen genügend Nahrung zur Verfügung stand, Übergewicht als ein Zeichen für „Gottes Gabe“.

Ab dem 17. Jahrhundert kam es zu einer vermehrten Bemühung verschiedener Länder, eine Änderung der bis dahin herrschenden Mäßigungs-, Gesundheits- und Sittlichkeitsvorstellungen durchzusetzen.
Ab diesem Zeitpunkt wurde Übergewicht als ein gesundheitspolitisches Problem wahrgenommen und die ersten vollständigen Abhandlungen erschienen.[56]

Im Jahre 1757 wurde von dem niederländischen Arzt Malcom Flemyng extremes Übergewicht als Krankheit betrachtet. Er dokumentierte, dass starkes Übergewicht eine wirkliche Krankheit, mit Folgeerscheinungen sei.[57]

---

55 vgl. Deuser, Gläser, Köppe 1995, S.182
56 vgl. Klotter 1990, S.44ff
57 zit. in Worthington 1875 nach Habermas 1990, S.76

1864 stellte Wilhelm Ebstein (1836-1912) die 3-Stadien-Theorie auf. Im 3. Stadium spricht Ebstein, genau wie Flemyng, vom krankmachenden Übergewicht.
Zu einer ersten genauen Klassifizierung von Adipositas im medizinischen Sinne, kam es jedoch erst ab 1870.
Es gab auch hier noch keine einheitliche Definition.
Übergewicht wurde ab diesem Zeitpunkt als „Corpulenz", „Obèsitè", „Adipositas" und „Fettsucht" bezeichnet.[58]

Adipositas war lange Zeit ein Problem das hauptsächlich die oberen Schichten der Gesellschaft betraf, also noch kein Massenphänomen und daher wenig Interesse in der Medizin hervorrief.
Während den ersten 40 Jahren des 20. Jahrhunderts änderte sich daran auch sehr wenig.
Erst ab 1950 begann man die Aufmerksamkeit mehr auf dieses Problem zu richten und warnte vor den Gefahren, Fettleibigkeit zu unterschätzen.

Berechnungsformeln, wie die Broca-Formel oder der bis heute noch angewendete Body-Mass-Index galten als Richtlinien für ein medizinisch gesundes Gewicht.
Die Bekanntmachung möglicher Spätfolgen, veränderte teilweise das Alltagsdenken der Menschen.[59]

Mit der extremen Überbewertung der Schlankheit, die in den folgenden Jahrzehnten begann, entwickelte sich auch die Furcht vor dem Übergewicht.
Die verschiedensten Methoden zum Abnehmen wurden und werden bis heute entwickelt.[60]

Über viele Jahrzehnte hinweg ist im 20. Jahrhundert Übergewicht als Ausdruck psychischer Probleme bzw. Störungen angesehen worden. Entsprechend erfolgten damals vielfach Psychotherapien bei Menschen mit Übergewicht, allerdings mit geringen Auswirkungen auf das Körpergewicht.

---

58 vgl. Merta 2003, S.313
59 vgl. Habermas 1990, S.78
60 vgl. Klotter 1990, S.55ff

Erst ab ca. 1975 wurden verstärkt biologische bzw. physiologische Mechanismen diskutiert. Gerade die Ergebnisse von Zwillings-, Adoptions- und Familienstudien haben erkennen lassen, dass erbliche Faktoren bei der Entstehung von Übergewicht eine erhebliche Rolle spielen. So gehen die meisten Experten davon aus, dass Übergewicht mindestens zu 50% durch erbliche Faktoren hervorgerufen wird.

1.2.4 Geschichte der Binge-Eating-Disorder (BED)

Auffälliges Essverhalten wurde bei Übergewichtigen bereits in den frühen 50er Jahren beschrieben.
1959 veröffentlichte Albert Stunkard, Psychiatrieprofessor an der Universität von Pennsylvania, seine später häufig zitierte Arbeit über „Eating Patterns and Obesitas".
In dieser berichtete er von Patienten, die im Zusammenhang mit Adipositas unkontrolliertes Essverhalten aufwiesen.
Obwohl das Phänomen seit Jahren bekannt war, erhielt dieses essgestörte Verhalten, erst in den letzten zehn Jahren das Interesse der Forschungswelt.

Im DSM-III wurden sowohl Personen mit Essanfällen ohne späteres Kompensationsverhalten zur Gewichtsreduktion, sowie auch solche, die im Anschluss an diese Essanfälle Gegenmaßnahmen (Erbrechen, Abführmittel) ergriffen, unter dem Begriff der Bulimia Nervosa zusammengefasst.

In der weiterentwickelten Form das DSM-III-R, in Anlehnung an Russell (1979), wurden Personen mit Essanfällen ohne nachfolgende gegensteuernden Maßnahmen von der Diagnose der Bulimia nervosa ausgeschlossen.

Zu Beginn der 90er Jahre wurde eine eigene Diagnosekategorie
für diejenigen Personen gefordert, die wiederholt über Essanfälle berichteten, aber nie oder selten Gegenmaßnahmen ergriffen.

Jedoch erst 1994 wurde die Binge Eating Disorder als eigenständige Diagnose in das amerikanische Diagnosesystem für Psychiatrie Erkrankungen (DSM IV) aufgenommen.[61]

2 Essstörungen – eine Einführung – körperliche und medizinische Folgen

In der westlichen Gesellschaft ist es möglich aus einem großen Angebot von Lebensmittel zu wählen.
Trotz der allgegenwärtigen Ernährungstipps weicht das Essverhalten von Erwachsenen und Kindern oftmals von dem Empfohlenen ab.
Vielmals wird zu schnell, zu falschen Zeiten, zu viel gegessen oder gar nicht auf die Ernährung geachtet.
Jedoch ist das oft kritisierte Essverhalten unserer Gesellschaft nicht zwangsläufig ein Kriterium für Essstörungen.[62]
Vielmehr spielen das Schlankheitsideal, die Persönlichkeit der Betroffenen und das gesellschaftliche Umfeld eine große Rolle. Meistens sind es verschiedene Einflüsse, die bei der Entstehung von Essstörungen zusammenwirken.[63]

Abwertende Bemerkungen über die Figur der Betreffenden oder Diäten stellen meist einen Einstieg in das Krankheitsbild dar.

„Ich bin zu dick." Dieser Satz ist für viele oft der Anfang einer langen „Diätkarriere", die in einer Essstörung enden kann. Menschen mit Essstörungen nehmen sich selbst nicht mehr richtig wahr.[64]
Das Essen bzw. Nicht-Essen kann durchaus zu einem Ersatz und/oder einer Entlastung von unangenehmen Gefühlen wie Kränkungen, Einsamkeit, Stress, etc. werden.[65]

---

61 vgl. Schirmer 2004
62 vgl. Reich, Götz-Kühne, Killius 2004, S.32
63 vgl. Steinbrenner, Schönauer-Cejpek 2003, S.6f
64 vgl. Tuschen-Caffier, Pool, Hilbert 2005,S.27f
65 vgl. Proissl 2005, S.8

Essgestörte Menschen sind mehr oder weniger intensiv damit beschäftigt, ihre Nahrungsaufnahme zu regulieren und zu kontrollieren.

Die persönlichen Idealvorstellungen von einem perfekten Körper, der Schönheit, der immer mehr Bedeutung beigemessen wird und die wechselnden gesellschaftlichen Normen und Werte sind oftmals ein Kriterium für die Entstehung von krankhaftem Essverhalten.[66]

Essstörungen sind oft die Folge einer hohen Außenreizabhängigkeit. In den Medien sind praktisch nur superdünne, meist krankhaft untergewichtige Menschen erfolgreich. Männer müssen scheinbar einen Waschbrettbauch haben und Frauen sind in den Medien cellulite- und bauchfrei, haben aber große Brüste und eine schmale Taille.[67]

Die Essstörungen sind keine schlechten Angewohnheiten, sondern schwerwiegende psychosomatische Verhaltensstörungen mit einem ausgeprägten Suchtcharakter.
Für die Betroffenen gibt es typische Suchtmechanismen die eine zentrale Rolle spielen: z.B. gedankliche Zentrieren auf das Essen bzw. das Nicht-Essen und der Kontrollverlust.[68]

Für die Diagnose von psychischen Erkrankungen (Essstörungen) ist es wichtig, dass die einheitlichen Merkmale dieser Erkrankungen geklärt und festgehalten sind.

Um die Beschreibung und Interpretation psychischer Störungen weltweit zu vereinheitlichen, gibt es Diagnose- bzw. Klassifikationssysteme. Momentan gibt es zwei dieser Systeme.
Zum einen das Klassifikationsschema der Weltgesundheitsorganisation (WHO) „International Classification of Diseases" (ICD), das alle Krankheiten, die es gibt umfasst und zum Anderen das von der Amerikanischen

---

66 vgl. Vogelsang, Schuhler, Zielke 2005, S.7
67 vgl. Reich, Götz-Kühne, Killius 2004, S.33
68 vgl. Jacobi, Thiel, Paul 2000, S.7

Psychiatriegesellschaft erarbeitete ,,Diagnostic and Statistical Manual of Mental Disorders" (DSM), das sich auf psychische Störungen beschränkt.
In beiden Systemen sind die verschiedenen Essstörungen in vergleichbarer Weise, mit einigen Unterschieden, definiert.
In Deutschland allerdings wird vorwiegend nach den Richtlinien der WHO gehandelt und diagnostiziert.[69]

Die Betroffenen selbst erkennen nicht, oder erst spät, dass sie ein gestörtes Essverhalten haben, da der Übergang zu diesem meist schleichend verläuft.
Nicht immer lassen sich die Erscheinungsformen dieser einzelnen Störungen scharf voneinander abgrenzen. Es ist oftmals so, dass die Übergänge fließend erscheinen und bei vielen Patienten tritt eine Mischung der Symptome auf.[70]

Ungefähr 95% der an Bulimie und/oder Magersucht erkrankten Personen sind weiblich und im Alter zwischen 14 – 35 Jahren. Jedoch ist die Zahl der männlich Betroffenen in den letzten Jahren immer mehr ansteigend.[71]

Die Begriffe „Normal- und Idealgewicht“ spielen schon seit vielen Jahrzehnten eine sehr große Rolle.
Lange Zeit richtete man sich nach der Formel: Körpergröße in Zentimetern minus 100, um sein Normalgewicht in Kilogramm zu ermitteln. Diese Methode, bei der das Gewicht zur Größe ins Verhältnis gesetzt wird, geht auf den französischen Chirurgen Pierre Paul Broca (1824-1880) zurück und galt bis weit in die achtziger Jahre als das Maß aller Dinge.
Für das „Idealgewicht“ hatten Frauen nochmals 15 Prozent, Männer 10 Prozent abzuziehen.[72]

Der daraus resultierende Diätstress und Schlankheitswahn veranlasste Ärzte und Ernährungsberater zum Handeln und der Begriff „Idealgewicht“ wurde 1982 abgelöst. Es entstand das „Wohlfühlgewicht“.

---

69 vgl. Gerlinghoff , Backmund 2000, S.15f
70 vgl. Gerlinghoff 1998, S.7
71 vgl. Proissl 2005, S.5f
72 vgl. Schmidinger 1998, S.11, zit.in Absenger 2003, S.9

Dieses liegt im Bereich von plus/minus zehn Prozent um das Normalgewicht von Broca herum und bezeichnet die Körperfülle, bei der sich ein Mensch individuell wohl fühlt, sich attraktiv findet und dabei fit und gesund ist.

Die Broca-Formel ist heute also nicht mehr aktuell. Sie greift zwar im Durchschnittsbereich, erfasst jedoch die menschlichen Extreme nicht. Sie liefert keine brauchbaren Ergebnisse für einige Ausnahmefälle, wie z.B. Erwachsene die nicht größer als 1,50 Meter sind. Ebenso bei großen Menschen (über 1,90 Meter) und muskulösen Leistungssportlern versagte die Allzweckformel früherer Zeiten.[73]

Als Bewertungsmaßstab zur Beurteilung des Körpergewichts in der heutigen Zeit wird eine neue, in den USA entwickelte, Formel verwendet. Der „Body-Mass-Index" kurz BMI. Er ist zwar nicht so leicht zu berechnen wie die Broca-Formel, liefert jedoch Ergebnisse, die auf alle Erwachsenen zutreffen. Auch das Alter spielt eine Rolle bei der Beurteilung des Body-Maß-Index. Der optimale BMI-Bereich bei jüngeren Menschen liegt niedriger (20-24), während Senioren einen größeren Spielraum haben.[74]

Und so wird er errechnet:

$$\frac{\textbf{Körpergewicht in Kilogramm}}{\textbf{Körpergröße in Meter x Körpergröße in Meter}}$$

Aus der unten folgenden Tabelle lässt sich erkennen, welcher BMI dem Untergewicht, Normal- und Übergewicht entspricht.

[73] vgl. Wolf 1993, S.35, Posch 1999, S.142, zit.in Absenger 2003, S.10
[74] vgl. Posch 1998, S.142, Cuntz, Hillert 1998, S.20, zit.in Absenger 2003, S.10f

Klassifikation	Männlich	Weiblich[75]
Untergewicht	< 20	< 18,5
Normalgewicht	20 – 25	18,5 – 24
Übergewicht	25 – 30	24 – 30
Adipositas	30 – 40	30 – 40
Massive Adipositas	> 40	> 40

Abb. 1

Beispiel:
Ein Mann ist 1,86 Meter groß und wiegt 78 Kilogramm
Nach der Formel ergibt sich ein BMI von 22,5. Damit liegt sein BMI in der Mitte des Toleranzbereichs, der als gesundheitlich optimal gilt.

Die Gewichtsspanne ist als eine Empfehlung anzusehen und es ist nicht sinnvoll sein Gewicht nur danach auszulegen.
Wichtiger und realistischer ist es die Gewichtsfrage individuell zu bewerten und zu lösen. Es ist entscheidender harmonische Körperproportionen zu erreichen, als irgendwelchen Wiegeergebnissen hinterher zu hungern.
Denn der Kampf gegen die Pfunde kann im Extremfall auch zu schweren Störungen des Essverhaltens führen.[76]

2.1 Essstörungen – eine Sucht?

Die beiden Begriffe „Magersucht“ und „Ess-Brech-Sucht“ lassen vermuten, dass es sich bei diesen Störungen um eine Sucht handelt.
Hierzu sollte man jedoch am Anfang versuchen zu klären, was im Allgemeinen unter dem Begriff „Sucht“ verstanden wird.

Laut der Weltgesundheitsorganisation (WHO) ist der Begriff „Sucht“ 1957 folgendermaßen definiert:

75 www.bmi-rechner24.de
76 vgl. Weight Watchers Fernprogramm, S.5

Sucht ist „ein Zustand der periodischen oder chronischen, durch den Gebrauch einer natürlichen oder synthetischen Droge hervorgerufenen Vergiftung, die dem Betroffenen und der Gemeinschaft schadet".[77]

Nichtsdestotrotz, dass der Begriff „Sucht" nicht von „suchen" kommt, steht psychologisch hinter einer Sucht immer eine Suche der betroffenen Menschen, nach sozialen Beziehungen (Liebe, Kontakt, Glück) und der persönlichen Entwicklung etc. Dieser Weg bleibt oftmals jedoch auf die Dauer erfolglos.

Im Allgemeinen handelt es sich bei einer Sucht um eine Ersatzhandlung, bei der die geistige und emotionale Energie auf die Auseinandersetzung mit dem jeweiligen Suchtmittel gerichtet ist. Die menschlichen Kontakte und auch die Anforderungen des Alltags werden oft missachtet oder einfach unterdrückt.

Bei den Essstörungen ist das Suchtmittel weniger die Nahrung, sondern die Beschäftigung mit Ernährung bzw. dem Essen und dem eigenen Körperbild. Wie bei allen Formen von Anhängigkeit sind die Suchtmittel veränderlich und die vielfältigen Formen der Essstörung können ineinander übergehen und sich vermischen.[78]

Allerdings werden trotz dieser Aussagen im DMS und ICD Essstörungen nicht der Sucht zugeordnet.

Laut dem Bundesverband für Essstörungen dagegen handelt es sich um psychosomatische Erkrankungen, die Suchtcharakter aufweisen. Das wird in der folgenden Tabelle dargestellt.[79]

---

77 Leibold 1986, S.11
78 vgl. http://www.aerztewoche.at/viewArticleDetails.do?articleId=2005
79 vgl. Beushausen 2004, S.103

Kriterium	Erklärung	Magersucht	Ess-Brech-Sucht
Kontrollverlust	zentrales Merkmal von Sucht „Das Nicht-Mehr-Aufhören-Können“	Drang zu Hungern, Sport zu treiben und Gewicht dadurch weiterhin zu reduzieren, stellt ein zentrales Merkmal dar	durch essen „verbotener Nahrung“ entsteht die Angst vor dem Kontrollverlust und der daraus resultierenden Gewichtszunahme
Entzugserscheinungen	schmerzvolles und unerträgliches Erleben von psychischen und körperlichen Empfindungen bei Absetzung des Suchtmittels	starke Unruhe, körperliches Unwohlsein, Nervosität etc. entstehen, wenn den Patienten die körperliche Aktivität, das Hungern untersagt wird	panikartige Zustände durch Entziehung des Suchtmittels, sowie körperlichen u. psychischen Ausfällen
Wiederholungszwang	keine eigenen Mittel und Antriebe ohne das Suchtmittel auszukommen	unbezwingbarer Wunsch zu hungern und sich sportlich zu betätigen	Essanfälle sind trotz Pausen vorprogrammiert durch die ständige Beschäftigung mit dem Essen
Toleranzentwicklung und Dosissteigerung	Toleranzentwicklung durch die Gewöhnung des Körpers an das Suchtmittel; Folge: Dosissteigerung um gewünschten Effekt weiterhin zu erreichen	Fasten und Sport werden immer weiter gesteigert, bis hin zum Versagen der körperlichen Kräfte, um weiter Gewicht zu verlieren	Abstände zwischen den Ess-Brech-Anfällen werden kürzer, jedoch kann die sportliche Aktivität gleichzeitig gesteigert werden
Interessenabsorption und Zentrierung	andere Lebensbereiche werden vernachlässigt, die Sucht steht im Mittelpunkt	Sport, Hunger und Fasten übernehmen den Mittelpunkt des Lebens	Beschäftigung mit Essen (Nahrungsbeschaffung u. -entsorgung) nimmt immer mehr Zeit ein
Gesellschaftlicher Abstieg	Isolation, Vereinsamung, Kriminalität	sozialer Rückzug, Vernachlässigung sozialer Pflichten	Bedürfnisbefriedigung rückt immer weiter in den Mittelpunkt, bis hin zu Diebstahlshandlungen
Psychischer und körperlicher Verfall	zunehmende Schädigung des gesamten Organismus, es kommt zu Folgekrankheiten bis hin zum Tod	völlige Vereinsamung, Interessenlosigkeit, seelische Verarmung, Osteoporose, Schädigung der inneren Organe, bis hin zum Verhungern	nicht sichtbar für Außenstehende, dennoch vorhanden; Magenschleimhaut- und Speiseröhrenentzündungen, Nierenschäden, etc.[80]

[80] vgl. Buchholz 2001, S. 51ff; vgl. Stahr, Barb-Priebe, Schulz 1998, S.28f

Anhand der von uns erstellten Tabelle, lassen sich die suchttypischen Elemente der beiden Krankheitsbilder, Anorexia nervosa und Bulimia nervosa nun besser verdeutlichen und nachvollziehen. Man kann daran erkennen, dass sich suchtartiges Essverhalten nicht groß von anderen Formen der Abhängigkeit unterscheidet.

Die suchttypischen Elemente nehmen allerdings einen unterschiedlichen Stellenwert bei den verschiedenen Krankheiten ein.
Während bei den magersüchtigen Patienten der Suchtanteil meist verleugnet wird, fühlen sich viele Patienten die an Bulimie leiden, ihrer Krankheit völlig ausgeliefert und erkennen eher den Suchtcharakter.[81]
Viele Betroffene berichten von einem „übermächtigen Verlangen“ nach Essen oder Nicht-Essen.
Im Laufe der Zeit kommt es wie bei anderen stoffgebundenen und stoffungebundenen Süchten zu einer „Dosissteigerung“. Das heißt, es wird immer mehr gegessen, erbrochen oder gehungert, was meist durch die „Toleranzentwicklung“ begründet werden kann.
Kontrollverlust, Wiederholungszwang und soziale Isolation verbinden die Krankheitsbilder und bestimmen meist den gesamten Alltag der Betroffenen (siehe Tabelle).[82]

Meistens kann das Essverhalten nicht mehr vom eigenen Verstand und Willen kontrolliert werden. Ein normales Essen ist nur in den wenigsten Fällen möglich, und die Schuld- und Versagensgefühle, die während oder nach der Nahrungsaufnahme auftreten, sind ein eindeutiges Zeichen.
Ob es sich bei Essstörungen nun im medizinischen Sinne um eine Sucht handelt, ist bis heute noch umstritten und wird in den verschiedenen Fachkreisen unterschiedlich diskutiert und definiert.

---

81 vgl. Buchholz 2001, S.59
82 vgl. Beushausen 2004, S.103

2.2 Orthorexie (Orthorexia nervosa)

Orthorexie leitet sich vom griechischen "orthos" für "richtig", "korrekt" sowie von "orexsis" für "Appetit" ab und bedeutet "krankhaftes Gesundessen". Die Betroffenen beschäftigen sich zwanghaft mit gesundem Essen.

Geprägt wurde der Begriff 1997 von dem US-amerikanischen Arzt Dr. Steven Bratman, der nach eigenen Angaben selbst betroffen war. Seiner Ansicht nach handelt es sich bei der Orthorexie um eine neue Form der Essstörung. Wissenschaftler sind sich darüber allerdings nicht einig, ob sie als psychische Krankheit anerkannt werden sollte.
Nach seiner Definition sind die Betroffenen besessen davon, sich gesund zu ernähren. Im Unterschied zur Magersucht steht bei der Orthorexie nicht die Menge der Nahrung sondern die Qualität im Vordergrund. Es geht nur noch darum, das „Richtige“ zu essen und das „Ungesunde“ zu meiden.
Die Lebensmittel werden in gute und schlechte Nahrungsmittel unterteilt. Diese Einteilung wird mit der Zeit immer rigider, sodass sich die Auswahl der verzehrten Lebensmittel stark einschränkt und schließlich nur noch Obst und Gemüse auf den Tisch kommen.[83]

Die Mahlzeiten werden genau geplant, oft schon über Tage im Voraus. Neben der Planung verbringen die Betroffenen sehr viel Zeit mit Einkauf, Zubereitung und Verzehr von Nahrungsmitteln.

Das orthorektische Essverhalten beginnt häufig mit dem Wunsch, den Gesundheitszustand zu verbessern oder eine akute vorhandene Krankheit zu bekämpfen.
Aber auch Lebensmittelskandale oder strenge Diätvorschriften in den Medien können dieses Verhalten auslösen.
Aus dem normalen Essverhalten entwickelt sich dann ein übertriebener „Gesundheitsfanatismus“.
Der Genuss und die Freude am Essen weichen der Verbissenheit. Da sie auch ihre Umgebung zu missionieren versuchen, werden soziale Kontakte immer

---

83 vgl. Heissmann 2006, S.67

seltener. Die Betroffenen isolieren sich mehr und mehr und können sogar vereinsamen.

Menschen, die an Orthorexie leiden, steigern durch das extrem disziplinierte Essen ihr Selbstwertgefühl. Sie haben das Gefühl der absoluten Selbstkontrolle, wenn sie sich ausschließlich gesund ernähren.
Schaffen sie es einmal nicht, ihren strengen Speiseplan einzuhalten, plagen sie starke Schuldgefühle und das Gefühl des Versagens.
Die gesundheitlichen Folgen der sehr einseitigen Lebensmittelauswahl sind im Unterschied zu Anorexie und Bulimie zwar nicht so bedrohlich, doch sie können auch zu Mangelerscheinungen mit Schlaf-, Konzentrationsstörungen und eingeschränkter Leistungsfähigkeit führen.

Das Krankheitsbild der Orthorexie überschneidet sich zum Teil mit der Anorexie und Bulimie. Sie kann sich zur Magersucht weiterentwickeln und umgekehrt ebenso aus ihr entstehen.[84]

2.3 Gezügeltes Essverhalten (restrained eating) – Der Einstieg zur Essstörungen?

Unter gezügeltem Essverhalten, was im engeren Sinne auch „Diät halten“ genannt wird, versteht man die selbstauferlegte Nahrungseinschränkung über einen längeren Zeitraum.
Es handelt sich hierbei nicht um eine kurzfristige Diätmaßnahme. Gezügeltes Essen kann sich in lebenslangem Diäthalten, aber auch in wiederholten Phasen kurzzeitiger Diäten äußern. Gekennzeichnet ist „restrained eating“, was auf Deutsch so viel wie „Einsparen“ bedeutet, durch die Unterdrückung der psychologischen Hunger- und Appetitsignale des Körpers.[85]

Beim diesem Essverhalten geht es darum, die Nahrungsaufnahme einzuschränken und zu kontrollieren.

---

84 vgl. Mersch, Ina 2007
85 vgl. Deuser, Gläser, Köppe 1995, S.146

Der Zweck dieser Maßnahme ist es, das momentane Gewicht zu halten beziehungsweise einem Gewichtsanstieg vorzubeugen.[86]

Gezügelte Esser essen mehr, wenn die selbst auferlegte Nahrungsbeschränkung unterbrochen wird.
Hier spricht man dann von Externalität[87]. Dies bedeutet, dass die Personen in ihrem Essverhalten stark von äußeren Reizen beeinflusst werden.
Die Betroffenen können anscheinend nur schwer widerstehen, wenn sie sichtbaren Essreizen ausgesetzt werden. Innere Reize hingegen nehmen sie kaum war. Der Verlust des Appetits im Laufe einer Mahlzeit ist zeitlich stark verzögert und Stress kann zu erhöhter Nahrungsaufnahme führen.

Gezügelte Esser sind sowohl unter den Adipösen als auch unter den Normalgewichtigen zu finden.

Die Set-Point-Theorie beschreibt die Regulation des Körpergewichts und stellt einen sogenannten „Sollwert" dar. Nach dieser Theorie hat jeder Mensch ein bestimmtes Körpergewicht, bei dem es ihm relativ gut geht. Das individuelle Gewicht wird als Set-Point bezeichnet. Dieser Wert ist vermutlich angeboren, entwickelt sich durch Ernährungs-, Bewegungsgewohnheiten und kann langfristig nicht wesentlich beeinflusst werden.[88]
Dazu gab es verschiedene Experimente die dies verdeutlichen. Wir möchten hier eins etwas ausführlicher erläutern.
Das „Vermont-Prison-Experiment", welches in den 60er Jahren durchgeführt wurde, zeigt deutlich, dass die Set-Point-Therorie nicht zu verallgemeinern und auch nicht allgemein gültig ist.

„In 1964, volunteers in a Vermont prison were required to *gain* 25% beyond their starting weight. This was extremely difficult for the subjects. One subject – who went from 110 to 143 pounds – had to consume 7000 calories (twice his average daily intake) just to maintain his new level for a few months. After the

86 vgl. Cuntz, Hillert 2003, S.45
87 äußere Einflüsse
88 vgl. Deuser, Gläser, Köppe 1995, S.141f

experiment – without any conscious effort to do so – most of the prisoners returned to their original weights.
These findings led to a set point theory – an extremely sensitive homeostatic (balance-maintaining) mechanism that creates feelings of hunger or satisfaction depending on body fat levels. But in some people, this set point can be reset. This type of person might maintain a weight gain of 10 pounds for a long time. Then – as though the original set point has been changed – they might gain another 10 pounds. Currently, we do not know why this happens."[89]

Die Ergebnisse des Experimentes belegen die Set-Point-Theorie. Es wird ersichtlich, dass das individuelle Körpergewicht zu einem überwiegenden Teil biologisch festgelegt ist. Diäten sind keine dauerhaft wirksame Methode zur Gewichtsregulation. Spezifische Stoffwechselmechanismen wirken der Diät entgegen um den Set-Point beizubehalten oder „zu verteidigen".

Auch in Alltagssituationen berichten Menschen die Diät gehalten haben, dass sich ihr Gewicht von allein wieder eingependelt hat.
Allerdings ist auch heute noch unklar, welche Stoffwechselvorgänge und biologische Steuermechanismen im Körper für den Set-Point zuständig sind.
Jedoch geht man davon aus, dass das Zustandekommen des sogenannten Set-Points zum Beispiel von Erbanlagen, Geschlecht und Alter etc. gesteuert werden kann. Er ist von Person zu Person unterschiedlich.[90]

Problematisch ist die Tatsache, dass sich gezügelte Esser in einem Zustand des Energiemangels und verminderter Kalorienzufuhr befinden, um so ihr angestrebtes gesellschaftlich ideales Körpergewicht zu halten oder zu erreichen.
Nach Westenhöfer, Stunkart und Pudel (1999) sollte man die zwei verschiedenen Arten von Einstellungen und Verhaltensweisen bei gezügeltem Essen unterscheiden. Diese sind nach den benannten Autoren die rigide und die flexible Kontrolle des Essverhaltens.

---

89 Gershaw 1992
90 vgl. Grauer, Schlottke 1987, S.34f

Unter rigider Kontrolle versteht man, dass an Diätregeln strikt und ohne Ausnahme festgehalten wird und jegliche eigene Bedürfnisse in Sachen Nahrungsmitteln und Essen, unterdrückt werden.

Im Gegensatz dazu steht die flexible Kontrolle, die wesentlich unabhängiger und durch Abweichungen im Diätverhalten gekennzeichnet ist. Sie passt sich auch mal den jeweiligen Bedürfnissen an (zum Beispiel durch den Verzehr von eigentlich „verbotenen" Lebensmitteln). Meist wird jedoch später durch eine erneute und verstärkte Reduktion der Nahrung wieder versucht, diese Entgleisung zu kompensieren und die Kontrolle wieder herzustellen.[91]

Trotz unterschiedlicher Theorieansätze zum „restrained eating" in der Wissenschaft, geht man davon aus, dass das gezügelte Essverhalten zur Entstehung, Aufrechterhaltung und Auslösung von Essanfällen und Essstörungen führen kann.[92]

2.4 Anorexia nervosa (Magersucht)

Das aus dem griechisch stammende Wort „Anorexia" bedeutet im eigentlichen Sinn so viel wie Appetitlosigkeit bzw. fehlendes Verlangen. Der Zusatz „nervosa" deutet darauf hin, dass es sich hierbei um ein nervliches bzw. psychisches Problem handelt.[93]

Der Begriff „Anorexia nervosa" wurde im Jahre 1874 durch Sir William Gull geprägt.

Im ICD-10 unter der Klassifikationsnummer F50.0 wird Anorexia nervosa unter anderem wie folgt definiert. „Die Anorexia ist durch einen absichtlich selbst herbeigeführten oder aufrechterhaltenen Gewichtsverlust charakterisiert. [...]"

Laut dem DSM-IV handelt es sich bei Anorexia nervosa um eine Störung des Essverhaltens, die einen seelischen Ursprung hat.

---

[91] vgl. Legenbauer, Vocks 2006, S.28
[92] vgl. Legenbauer, Vocks 2006, S.28
[93] vgl. Vandereycken, Meermann 2003, S.19

Im DSM- IV unterscheidet man außerdem bei Anorexia nervosa zwischen dem „Restricting Typ" und „Binge-Eating/Purging Typ".

- „Restricting Typ" – keine regelmäßigen Essanfälle und kein selbstinduziertes Erbrechen
- „Binge-Eating/Purging Typ" – regelmäßige Essanfälle mit Abführmittelmissbrauch[94]

Es wird jedoch auf fachlicher Ebene immer wieder darauf hingewiesen, dass es sich bei Anorexia nervosa nicht einfach nur um eine Appetitlosigkeit oder fehlenden Hunger handelt, sondern beide Sachen werden von den Betroffenen über einen längeren Zeitraum einfach verleugnet bzw. bewusst abgelehnt.[95]

Anorektiker versuchen ihre Nahrungsaufnahme auf ein Minimum zu senken und verzichten manchmal sogar tagelang auf jegliches Essen. Sie hungern und haben große Angst kalorienreiche Speisen zu sich zu nehmen. Ihr Denken beschäftigt sich überwiegend nur mit dem Thema Essen. Sie verbringen oft stundenlang Zeit in Lebensmittelgeschäften oder in der Küche beim Kochen für andere Familienmitglieder beziehungsweise Freunde. Auf diese Weise versuchen sie das Hungergefühl zu beherrschen und zu kontrollieren.

Die Lebensmittel sind in „Erlaubte" und „Verbotene" eingeteilt.
Zu den erlaubten Lebensmitteln gehören unter anderem Salat, Gemüse, Knäckebrot und Magerjoghurt.
Alle hochkalorischen Nahrungsmittel werden reduziert oder ganz gestrichen.[96]
In fatalen Fällen wird sogar das Trinken eingeschränkt, was noch gefährlicher ist als Hungern.
Oft findet das Essen nur noch heimlich statt um zu verbergen wie wenig gegessen wird.

Magersüchtige haben meist extremes Untergewicht. Bei einem Body-Maß-Index von ungefähr 10 ist der Zustand bereits sehr kritisch bis lebensbedrohlich.

---

94 vgl. Vocks, Legenbauer 2005, S.7
95 vgl. Buchholz 2001, S.7
96 vgl. Vandereycken, Meermann 2003, S.21

Wenn jemand stark abgemagert ist, verändert sich auch das Denken. Alles läuft verlangsamt ab, die Gedanken kreisen nur um die Figur und das Essen. Die Betroffenen wirken oft völlig abwesend und apathisch.
Häufig treiben die Erkrankten zusätzlich zur Kalorienreduktion exzessiven Sport (z.B. Jogging, Gymnastik, Schwimmen). Dieser kann viele Stunden am Tag in Anspruch nehmen.
Auch hierbei kann es zu einer regelrechten Zwanghaftigkeit kommen. Die sportlichen Leistungen werden immer weiter ausgedehnt und teilweise bis zur völligen Entkräftung gesteigert.[97]

Das extreme Hungern ist für die Betroffenen von unterschiedlicher Bedeutung. Mehrfach sind die Patienten von einem asketischen Stolz erfüllt, überlegen zu sein und nicht so schwach wie die Anderen, die sich mit "schlechten" Nahrungsmitteln voll stopfen.

Das Überlegenheitsgefühl, der Stolz und das Unabhängigkeitsgefühl gehen oft einher mit einem starken Ehrgeiz und einer erstaunlichen Leistungsfähigkeit in Schule, Beruf oder Sport, die meist trotz des sehr geschwächten Körpers aufrecht erhalten werden können.
Anorektiker haben einen ausgeprägten Willen, ihren Körper zu beherrschen.[98]
Körpersignale wie Hunger, Müdigkeit oder Kälteempfinden werden entweder fehl gedeutet oder ihnen wird nicht entsprochen. Die Sehnsucht nach Zuwendung und Geborgenheit wird unterdrückt. Grundsätzlich fällt es den anorektischen Patienten schwer, ihre Symptomatik als Krankheit anzuerkennen.

Die Waage wird, je mehr die Magersucht fortgeschritten ist, immer wichtiger. Sie wird zur beherrschenden Instanz, da sie über Leistung und Versagen oder gar über Freude und Enttäuschung bestimmt.[99]
Je länger die Magersucht besteht, desto wahrscheinlicher wird es, dass es durch das aufgestaute Essverlangen zu "Fressanfällen" kommt. Diese Essattacken werden entweder durch künstlich herbeigeführtes Erbrechen, durch Abführmittel oder durch Einläufe bekämpft. Die aus der Magersucht

---

97 vgl. Gerlinghoff, Backmund 2004, S.13
98 vgl. Proissl 2005, S.10
99 vgl. Gerlinghoff, Backmund, Mai 1993, S.83

entstandene Ess-Brechsucht wird nun in der Fachsprache als Bulimanorexie bezeichnet.

2.4.1 Folgeschäden

a) körperliche Veränderungen

Durch den Gewichtsverlust und die Mangelernährung kann es zu schwerwiegenden körperlichen Folgeerscheinungen und Schäden kommen. Aufgrund der fehlenden Nahrungszufuhr von außen, beginnt der Körper auf die eigenen Ressourcen zurückzugreifen. Fettpolster um Herz, Leber und Nieren beginnen zu schwinden, wodurch die Gefahr einer Schädigung der inneren Organe besteht. Es kommt zum Absinken des Blutdruckes, die Herztätigkeit wird verlangsamt und die Körpertemperatur sinkt.
Eine jahrelange Magersucht erhöht das Risiko für Knochenbrüche.
Elektrolytentgleisungen können entstehen wenn die Nieren durch Flüssigkeitsmangel geschädigt werden.[100]

Bei stark untergewichtigen Patienten schrumpft unter Umständen der Herzmuskel und es kann dadurch zu gefährlichen Rhythmusstörungen kommen. Durch die Energiesparmaßnahmen des Organismus klagen viele Betroffene über häufiges Frieren.[101]

Ab einem gewissen Abmagerungspunkt setzt bei Frauen die Menstruation aus beziehungsweise tritt erst gar nicht ein. Im Falle, dass die Störung vor der Pubertät einsetzt, ist die körperliche Entwicklung meist stark verzögert. Dies kann einen Wachstumsstillstand zur Folge haben.

Ebenfalls werden Magen und Darm durch das gestörte Essverhalten schwer angegriffen. Die Säureproduktion des Magens nimmt ab und bei längerer Krankheit kann es zu einem schlaffen und erweitertem Magen kommen. Durch die stark reduzierte und einseitige Zusammensetzung der Nahrung kommt es sehr oft zu Darmträgheit und Verstopfung. Viele Magersüchtige versuchen dem

---

[100] vgl. Schwarzer 2004, S.344ff
[101] vgl. Gerlinghoff, Backmund 2004, S.50

durch Abführmittel und Entwässerungstabletten entgegenzuwirken. Der daraus resultierende Kaliummangel führt wiederum zu Verstopfung und ist ein weiterer Risikofaktor für den schon geschädigten Körper. [102]
Es kann zu Störungen des Stoffwechsels oder zu Lähmungen führen, die lebensbedrohlich werden können.
Magenschmerzen, Blähungen und Durchfälle sind weitere Folgeerscheinungen.

Flüssigkeitseinlagerungen in das Unterhautgewebe, auch Ödeme genannt, treten bei einem Viertel aller Magersüchtigen auf und können den falschen Eindruck einer erneuten Gewichtszunahme vermitteln. Eine noch eingeschränktere Nahrungsaufnahme ist oftmals die Folge und verschlimmert nur noch das Krankheitsbild.

Die Haut wird bei vielen trocken, wund, rissig, grau und schuppig. Sie verliert auf Grund von dem Fehlen vieler lebenswichtiger Mineralien an Elastizität und kann zu einem greisenhaften Aussehen führen.
Die Nägel und Haare werden dünner und fallen aus. Es kann zu flaumartiger Behaarung des Rückens und der Unterarme kommen.

Magersüchtige, die regelmäßig erbrechen, haben meist gravierende Probleme mit ihren Zähnen. Zahnausfall, Karies und Verletzungen der Wangenschleimhaut kommen häufig vor.[103]

Diese aufgeführten körperlichen Befunde werden meist durch die Mangelernährung verursacht und verschwinden häufig vollständig, wenn sich das Essverhalten langfristig normalisiert hat. Es gibt allerdings auch Gesundheitsschäden, die nicht wieder durch normale Ernährung rückgängig zu machen sind.
Dazu gehört die Osteoporose und die Krankheit „Cushing´s disease“.[104]

---

[102] vgl. Deuser, Gläser, Köppe 1995, S.177
[103] vgl. Gerlinghoff, Backmund 2004, S.51
[104] vgl. Deuser, Gläser, Köppe 1995, S.171

b) psychische Veränderungen

Bei anorektischen Patienten steht das beharrliche Streben, dünner zu werden im Vordergrund. Sie haben eine verzerrte Wahrnehmung zu sich selbst, verbunden damit besteht eine extreme Angst vor Gewichtszunahme. Schon eine Zunahme von wenigen Gramm, die aufgrund des gesenkten Energieverbrauchs ja schon nach recht geringer Nahrungsaufnahme folgen kann, löst regelrechte Panik aus. Das führt zu einem erneuten Versuch, das Essverhalten, noch strenger als bisher, zu kontrollieren.
Die Patienten befinden sich also in einem regelrechten Kreislauf auf der Jagd nach Perfektionismus. Häufig zeigen sich bei den Betroffenen auch depressive Symptome und starke Reizbarkeit. Sie beginnen sich von ihrer Umwelt zurückzuziehen.[105]

Weitere Folgen der Magersucht sind zum Beispiel, um nur einige aufzuzählen, der ständige zwanghafte Vergleich mit anderen Menschen, Selbsthass, Geiz, zwanghaftes Waschen und/oder Putzen, depressive Verstimmungen, Antriebs-, Hoffnungslosigkeit, Schlafstörungen und selbstverletzendes Verhalten.

Auch kann es durch die seelischen Veränderungen und dem Druck unter dem sich viele Magersüchtige befinden, zu einem häufigen Drogen- und Alkoholmissbrauch kommen.[106]

2.5 Bulimia nervosa (Ess-Brech-Sucht)

Das Wort Bulimia ist von den griechischen Wörtern bous = Ochse und limos = Hunger abgeleitet was so viel wie „Stierhunger" bedeutet. Ebenso wie die Magersucht, ist die Ess-Brech-Sucht eine psychosomatische Essstörung, wenn auch weniger bekannt und bei weitem weniger offensichtlich als die Magersucht.[107]

Im ICD-10 wird Bulimie unter Punkt F50.2 klassifiziert.

[105] vgl. Schütze 1980, S.14
[106] vgl. Schwarzer 2004, S.345
[107] vgl. Absenger 2005, S.117

Außerdem unterteilt man nach DSM-IV zwei Arten von Bulimia nervosa.

- „non purging" Typ – hier wird nicht erbrochen, sondern es kommt zu einem Wechsel zwischen Essanfällen und körperlicher Betätigung sowie Fasten und/oder Diät halten
- „purging" Typ – regelmäßiges selbst herbeigeführtes Erbrechen und Mißbrauch von Abführmitteln[108]

Der Großteil der Betroffenen sind meist Frauen zwischen 14 und 30 Jahren. Oftmals tritt die Bulimie als „Folgeerkrankung" von Anorexia nervosa auf.

Aufgrund der anzunehmenden hohen Dunkelziffer ist es nahezu unmöglich zu sagen, wie hoch der Anteil der Erkrankungen in der Gesamtbevölkerung ist.[109]

Bei der Bulimie, Fachbegriff „Bulimia nervosa" (der Zusatz „nervosa" weist auf die psychischen Ursachen der Essstörung hin), konsumiert oder vielmehr verschlingt der Patient unmäßige Mengen an Nahrungsmitteln.

Kennzeichnend für Bulimia nervosa sind Heißhungeranfälle mit anschließenden gewichtsregulierenden Maßnahmen wie Erbrechen, Diäten, Missbrauch von Laxantien, Appetitzüglern und Diuretika.
Abhängig vom Schweregrad der Krankheit können die Essanfälle zwischen einmal pro Woche und mehrmals täglich stark variieren, dauern über einen Zeitraum von mindestens 3 Monaten an und sind mit einem Gefühl von Kontrollverlust verbunden.[110]
Die Essanfälle finden meist im Verborgenen statt, denn das geheim halten der Essstörung, stellt anders als bei der Magersucht, eine wichtiges bulimisches Merkmal dar.

Oft laufen die Anfälle nach einem sich wiederholenden Ritual ab. Die Nahrung wird kaum gekaut und auf das Geschmacksempfinden wird selten geachtet. Meist ist das Essen leicht verfügbar, schnell zu schlucken und kalorienreich.
Da ein Sättigungsgefühl nicht wahrgenommen

---

108 Absenger 2005, S.119
109 vgl. Wolfrum, Papenfuss 1993, S.16
110 vgl. Schwarzer 2004, S.354

wird, werden die Anfälle erst durch Bauchschmerzen, Erschöpfung, äußere Umstände (zum Beispiel Termine,
Störungen von außen) oder aus Mangel an Essbarem beendet.

Bei so einem Essanfall verzehrt der Betroffene 3000 bis 15.000 kcal pro „Heißhungerattacke" und dies innerhalb kürzester Zeit. Unmittelbar nach einem solchen Anfall erbricht er sich (selbstinduziertes Erbrechen) oder nimmt.
Abführmittel zu sich, um die eingenommenen Kalorien schnellstmöglich wieder loszuwerden. Nicht nur das Erbrechen sondern auch Einläufe, Fasten oder übermäßige körperliche Betätigungen werden als Mittel zur Gewichtsreduktion eingesetzt.
Obwohl das Gewicht meist im Normbereich liegt, sind die Betroffenen mit ihrer Figur unzufrieden und haben Angst vor jeglicher Gewichtszunahme.[111]

Die Essanfälle werden von den Betroffenen als permanente Niederlage erlebt. Der Zustand der Erleichterung während des Erbrechens ist nur von kurzer Dauer. Die darauf folgende Frustration über den Kontrollverlust, Schuld- und Schamgefühle führen häufig zu einer erneuten Heißhungerattacke.

Die Betroffenen befinden sich in einem Teufelskreis.
Die krankhafte Besorgnis um die Figur und Körpergewicht, beherrschen Denken, Fühlen, Handeln und führen zu
erheblichen und leidvollen Einschränkungen der individuellen Freiheit und des Lebens.[112]

2.5.1 Folgeschäden

a) körperliche Veränderungen

Die Bulimie führt langfristig zu einer Reihe schwerwiegender körperlicher Schäden.
So schwellen die Speicheldrüsen an und die Mundwinkel sind häufig wund.

---

111 vgl. Deuser, Gläser, Köppe 1995, S.181
112 vgl. Deuser, Gläser, Köppe 1995, S.184

Die Magensäure greift den Zahnschmelz an und es kann zu schwerem Zahnverfall und Entzündungen des Zahnfleisches kommen.
Schleimhautentzündungen bzw. Durchbrüche des Magens und der Speiseröhre, Rachenblutungen und Beschädigung der Stimmbänder können bei schwerer und länger andauernder Bulimie weitere Folgen sein.
Häufiges Erbrechen und der Missbrauch von Abführmitteln führt zu einem gestörten Elektrolythaushalt und insbesondere zu Kaliummangel. Dies kann wiederum zu Herzrhythmusstörungen, Schwächeanfällen, Herzstillstand, Nierenversagen, Muskellähmungen, Antriebsschwäche, chronischer Verstopfung und epileptischen Anfällen führen.[113]

Vernarbungen und Hornhaut auf den Hand- oder Fingerrücken sind oftmals ein Zeichen vom selbst herbei geführten Erbrechen, da diese zur Hilfe genommen werden.
Häufig bleibt bei den Betroffenen die Menstruation aus oder ist unregelmäßig. Durch die hormonellen Schwankungen kommt es häufig zu trockener Haut und zu Haarausfall.[114]

b) psychische Veränderungen

Viele Betroffene leiden häufig unter depressiven, labilen und masochistischen Verstimmungen bis hin zur Selbstverstümmelung, Suizidneigungen, allgemeinen pessimistischen Gedanken und einem geringen Selbstwertgefühl.

Das Erbrechen bringt eine kurzfristige Erleichterung, die zunächst als positiv und stärkend erlebt wird. Der Kontrollverlust steigert den Selbsthass der Betroffenen nach einem solchen Vorgang erneut und führt unweigerlich zu neuen Hungeranfällen und Erbrechen.[115]

Aus dem Wunsch heraus den unerwünschten Appetit mit Alkohol und Medikamenten zu unterdrücken, kann es zu psychischen und/oder physischen Abhängigkeiten von diesen Substanzen kommen.

---

113 vgl. Beushausen 2004, S.96
114 vgl. Deuser, Gläser, Köppe 1995, S.185
115 vgl. Beushausen 2004, S.96

Um ihre Essanfälle geheim zu halten, geraten die Betroffenen häufig in soziale Isolation. Da sie körperlich unauffällig sind, wissen meist weder die Familie noch die Freunde von der Erkrankung.
Außerdem befinden sich Ess-Brech-Süchtige häufig in finanziellen Schwierigkeiten, denn die Beschaffung Unmengen von Lebensmitteln sind teuer. Meist hat der Betroffene vor diesen Attacken selten Zeit preiswerte Nahrungsmittel einzukaufen. Die monatlichen Ausgaben können sich gegebenenfalls bis um das 5-fache steigen.
Oftmals reicht das Geld trotz eventuell aufgenommener Kredite bald nicht mehr aus. Daher kann es bei dieser Patientengruppe zu gehäuften Ladendiebstählen kommen, um ihre „hoffnungslose Sucht" zu befriedigen.[116]
Werden die Patienten dabei erwischt, bricht ihre bis dahin noch nach außen hin heile Fassade zusammen.
Nicht automatisch wird aber aus jedem Bulimiker ein Ladendieb oder ein Krimineller.
Manchmal jedoch müssen die Betroffenen erst zu diesem Punkt gelangen, um zu erkennen, dass sie auf Hilfe und psychotherapeutische Betreuung angewiesen sind.[117]

2.6 Übergewicht – Adipositas

Die Bezeichnung Adipositas stammt aus dem lateinischen, heißt wörtlich übersetzt Fettleibigkeit und ist auch unter den Begriffen Fettsucht, Obesitas und Esssucht in der heutigen Gesellschaft bekannt. Die Adipositas ist eine weit verbreitete Erkrankung. Sie ist in traditionellen Gesellschaften überwiegend in der Oberschicht anzutreffen.
In unserer Gesellschaftsform findet man sie allerdings eher in der Unterschicht, denn Dicksein widerspricht unserem Ideal.

Lange Zeit wurden Adipöse als undisziplinierte, träge, gierige und willensschwache Menschen angesehen, die sich gehen lassen.

---

116 vgl. Dana, Lawrence 1990, S.13f
117 vgl. Leibold 1986, S.53

Sie gelten nicht nur als faul und unattraktiv, sondern oft auch als weniger intelligent und weniger leistungsfähig. Zudem wird ihnen vorgeworfen, selbst schuld an ihrem Unglück zu sein.[118]

Bei Adipositas handelt es sich um eine chronische Erkrankung, mit eingeschränkter Lebensqualität und hohem Krankheitsrisiko, die in der International Classification of Diseases (ICD) mit der Ziffer E66 belegt ist. Allerdings ist Adipositas nicht als Essstörung anerkannt und darum auch nicht in das DSM-IV (Diagnostic and Statistical Manual for Mental Disorders) aufgenommen worden.[119]

Wird mit der Nahrung mehr Energie aufgenommen als man durch tägliche körperliche Aktivität verbraucht, bezeichnet man den dadurch entstehenden Überschuss an Körperfett als Übergewicht, beziehungsweise in schwereren Fällen als Adipositas.[120]

Übergewicht/Adipositas wird laut der Deutschen Adipositas-Gesellschaft (DAG) international in verschiedene Stufen unterteilt. Bei der Adipositas bedeutet die Einstufung des Schweregrades durch den Body-Maß-Index zugleich eine Therapieempfehlung.[121]

Wenn der BMI zwischen 25 und 30 liegt, verwendet man im medizinischen Bereich den Begriff Übergewicht. Dieses stellt aber, insofern noch keine anderen Risikofaktoren wie Diabetes mellitus oder Hypertonie vorliegen, noch keine gesundheitliche Gefährdung dar. Bei BMI-Werten zwischen 30 und 35 spricht man von Adipositas Grad I. Ab diesem Zeitpunkt stellt das Übergewicht ein deutliches Gesundheitsrisiko dar.
Die Werte 35-40 erfüllen den Adipositas Grad II und bedeuten ein erhebliches Gesundheitsrisiko für die betroffene Person.

---

[118] vgl. Deuser, Gläser, Köppe 1995, S.190
[119] vgl. Pudel 2003, S.2
[120] vgl. Deuser, Gläser, Köppe 1995, S.191
[121] vgl. Pudel 2003, S.3

Liegt der BMI über 40 so spricht man von Adipositas per magna, morbid adipös oder von Adipositas mit dem Schweregrad III. Ab hier liegt ein extrem erhöhtes Gesundheitsrisiko vor.[122]

Klassifikation von Übergewicht und Adipositas bei Erwachsenen (nach WHO 2004)[123]		
Kategorie	BMI (kg/m²)	Broca-Übergewicht (in % ca.)
Untergewicht	< 18,5	
Normalgewicht	18,5-24,9	
Übergewicht	25-29,9	
Adipositas Grad I (mäßig)	30-34,9	0-20
Adipositas Grad II (deutlich)	35-39,9	20-70
Adipositas Grad III (extrem)	>40	>70

Abb. 2

Um den Grad des individuellen Risikos einschätzen zu können, muss nicht nur das Körpergewicht beurteilt, sondern auch das Fettverteilungsmuster bestimmt werden.

Anhand der folgenden Abbildung lassen sich zwei Formen voneinander unterscheiden. Die androide und gynoide Fettverteilungsform. Beide kommen sowohl bei Männern als auch bei Frauen vor.

Bei der gynoiden Form („Birnentyp") auch periphere Adipositas genannt (hier rechts im Bild) besteht eine Fettvermehrung vorwiegend im Bereich der Hüften und Oberschenkel.

---

122 vgl. Wirth 2003, S.5
123 www.ernaehrung.de

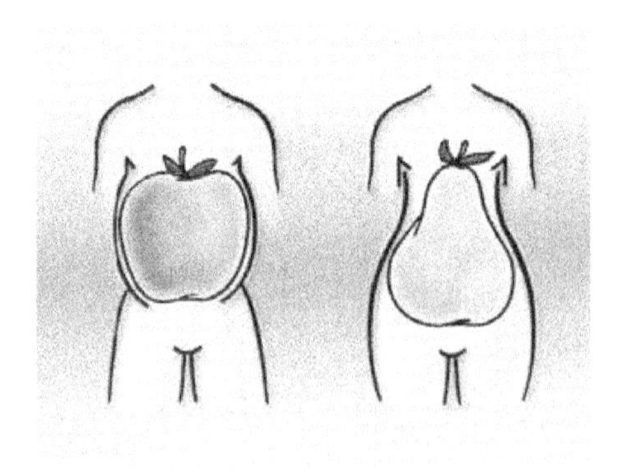

Abb. 3

Diese Fettverteilungsform kommt überwiegend bei Frauen vor.

Bei der androiden Form oder auch abdominale Adipositas genannt, handelt es sich um eine typische „Stammfettsucht". Aufgrund der Fettvermehrung im Bauchbereich wird sie auch Apfelform genannt.

Diese Form der Fettverteilung trifft man bei circa 80% der Männer mit Übergewicht an.[124]

Eine andere Methode neben der des BMI, die Fettverteilung eines Menschen zu bestimmen, wird durch die Berechnung des sogenannten „Taille-Hüft-Quotienten" (T/H-Quotient) gegeben. Dazu benötigt man lediglich ein Haushaltsmaßband, mit dem man den Taillenumfang (zwischen Becken und unterster Rippe) und den breitesten Hüftumfang bestimmt.

$$T/H-Quotient = \frac{Körperumgang.in.Taillenhöhe}{Körperumfang.in.Hüfthöhe}$$

Der Wert sollte bei Männern kleiner als 1,0 und bei Frauen kleiner als 0,85 sein. Mit dem Älterwerden nimmt dieser Quotient leicht zu, sollte aber dennoch die genannten Grenzwerte nicht überschreiten. Es ist weiterhin zu beachten, dass ein Taillenumfang von über 100 cm, unabhängig von dem Hüftumfang, nicht erstrebenswert ist.[125]

---

124 vgl. Wirth 2003, S.6

125 vgl. Wirth 2003, S.11

Eine andere Methode zur Bestimmung der Körperfettmasse ist die bioelektrische Impedanz-Analyse (BIA). Sie beruht auf dem Prinzip, dass verschiedene Körpergewebe (Körperfettmasse, Muskulatur, Knochen) bei Stromdurchfluss unterschiedliche Widerstände aufbauen. Durch diese Widerstandsmessungen lässt sich die Körperfettmasse bestimmen. Die verwendeten Stromstärken (Wechselstrom mit 50 kHz und 800 mA) sind gesundheitlich unbedenklich und nicht spürbar. Bei Personen mit Herzschrittmachern sollte diese Methode allerdings nicht eingesetzt werden.[126]

Die körperliche Belastbarkeit adipöser Menschen ist stark reduziert. Sie sind in ihrer Beweglichkeit eingeschränkt und leiden demzufolge häufig an einem Bewegungsmangel, der das Symptom des Übergewichts in einem unheilvollen Kreislauf verstärkt.

Die Verbreitung von Übergewicht hat in den letzten Jahrzehnten weltweit kontinuierlich stark zugenommen. Nach verschiedenen Erhebungen zeigt sich, dass Übergewicht und Adipositas weit verbreitete Gesundheitsstörungen sind.[127]

Besonders in Deutschland kam und kommt es in den letzten Wochen zu verstärkten Diskussionen darüber, dass die Deutschen zu dick sind. Man geht sogar so weit zu sagen, dass Deutsche im europäischen Vergleich die Dicksten sind.

Diese alarmierenden Ergebnisse veranlasste die Bundesregierung einen Aktionsplan mit dem Namen "Gesunde Ernährung - Schlüssel für mehr Lebensqualität". ins Leben zu rufen. Ziel ist es, bis 2020 die Zahl der übergewichtigen Deutschen um 20 Prozent zu reduzieren.[128]

---

126 vgl. Pudel 2003, S.9
127 vgl. Pudel 2003, S.5
128 http://www.wdr.de

2.6.1 Folgeschäden

a) körperliche Veränderungen

Übergewicht bzw. Adipositas gehen mit einem hohen Risiko für die Ausbildung verschiedenster Erkrankungen und mit einer verringerten Lebenserwartung einher.
Das Körpergewicht ist eng verknüpft mit der Gefahr an einem Typ 2 Diabetes und Gicht zu erkranken.
Adipositas kann zu Fettstoffwechselstörungen, Bluthochdruck, Herzversagen, Herzkranzgefäßleiden, Venenstauungen und einer Herzvergrößerung führen.

Übergewichtige haben zudem ein erhöhtes Risiko zur Tumorbildung an Darm, Prostata, Eierstöcke, Gebärmutter, Brust und Nieren.
Gallensteine, Fettleber, Atmungsstörungen im Schlaf, Streifenbildung auf der Haut, reduzierter Geschlechtstrieb und Blutgerinnungsstörungen sind weitere Symptome oder Begleiterscheinungen die mit Fettleibigkeit einhergehen.

Meistens kommt es bei einem erhöhten Übergewicht zu einer Überbelastung des Muskel- und Skelettsystems, wodurch es zu Gelenkveränderungen kommen kann.[129]

Das Risiko einer substantiellen Lebenszeitverkürzung ist noch nicht medizinisch einwandfrei belegt.

b) psychische Veränderungen

Als eine psychische Störung wurde Adipositas lange Zeit nicht gesehen, vielmehr wurden die Ursachen eher im organischen Bereich vermutet. Heute wird sie dagegen häufig in Verbindungen mit psychischen Erkrankungen gesehen, sowohl als deren Ursache wie auch als Folge.

---

[129] vgl. Absenger 2005, S.134

Adipositas führt in den westlichen Ländern häufig zu einer sozialen Ausgrenzung der Betroffenen. Die Folgen sind Depressionen, verminderte Teilnahme am sozialen Geschehen sowie Minderung des Selbstwertgefühls.
So wundert es nicht, dass adipöse Menschen unter Hemmungen, Kontaktschwierigkeiten und Minderwertigkeitsgefühlen leiden.
Sie essen aus Langeweile, vermeiden körperliche Aktivitäten und weichen Angaben über die aufgenommene Nahrung aus.
Essen wird zur einzigen Freude und zum einzigen Trost. Durch die eingeschränkte körperliche Beweglichkeit, zu der es aufgrund des starken Übergewichts meistens kommt, kommt es zu einer Verminderung der Lebensqualität in vielen Bereichen des Lebens und verstärkt den Leidensdruck der betroffenen Personen.[130]

2.7 Latente Adipositas/Latente Esssucht

Eine Unterform der Adipositas ist die latente Esssucht oder auch latente Adipositas genannt. Das Wort „latent" kommt aus dem Lateinischen und bedeutet so viel wie vorhanden sein, aber nicht sichtbar.
Die Betroffenen sind hier auch wie bei Bulimia nervosa oder Anorexia nervosa meist Frauen. Sie sind häufig normal oder leicht übergewichtig, halten sich aber für viel zu dick.

Die ständige Beschäftigung mit dem Essen und der Figur ist größtenteils zwanghaft für die Betroffenen. Die Nahrungszunahme wird mit eisernem Willen kontrolliert und die Angst vor Gewichtszunahme ist enorm und allgegenwärtig. Das fehlende Vertrauen in die eigenen Bedürfnisse und Körpersignale führt dazu, dass ein genießen von Essen nicht mehr möglich ist.

Latent Adipöse leben in einem ständigen Wechsel zwischen geregeltem Essverhalten (Diät) und unkontrollierter Nahrungsaufnahme, bis hin zu regelrechten Fressanfällen.

[130] vgl. Ehle 1992, S.88

Sie messen ständig ihr Körpergewicht und haben innerhalb kurzer Zeit große Gewichtsschwankungen, wobei der so genannte Jojo-Effekt[131] oft auftritt.[132]

Typische Anzeichen der Störung sind übermäßig schnelles Essen, Schuldgefühle und Ekel nach dem Essen oder heimliches Essen aus Schamgefühl.
Mehrfach kommt es bei der latenten Adipositas nach dem Essen zum Einsatz von Abführmitteln, Appetitzüglern und harntreibenden Substanzen.[133]
Die eiserne Disziplin der latent Esssüchtigen lässt keine Entspannung zu, daher geht auf Dauer, wie auch bei den anderen Essstörungen, jegliche Lebensfreude verloren.

Da Diäten zur heutigen Zeit sehr weit verbreitet sind und fast zum Alltagsleben dazu gehören, fällt diese Erkrankung selten auf.
Von der Wissenschaft sowie von den beratenden Einrichtungen wird sie noch nicht ernst genug genommen und sehr unzureichend untersucht.
Die latente Esssucht stellt oft ein Übergangsstadium zur Ess-Brech-Sucht oder zur Magersucht dar. Die Grenzen sind meist fließend und schwer erkennbar.[134]
Die körperlichen Folgeschäden von latenter Adipositas sind noch nicht so gravierend wie bei Anorexia nervosa und Bulimia nervosa. Allerdings kommt es durch den häufigen Abführmittelmissbrauch und das ständige Diät halten, zu einer starken Belastung des Kreislaufes.

2.8 Binge-Eating-Disorder (Fressanfälle)

„To binge" kommt aus dem Amerikanischen und wird dort im Zusammenhang mit exzessivem Trinken gebraucht. „Binge Eating" könnte man also mit „sich mit Essen besaufen" übersetzen.[135]
Der Begriff Binge Eating Disorder (BED: Disorder = Störung) wurde erstmals 1959 in den USA von Stunkard erwähnt.

---

131 unerwünschte schnelle Gewichtszunahme am Ende einer Diät
132 vgl. Deuser, Gläser, Köppe 1995, S.192
133 vgl. Beushausen 2004, S.98
134 vgl. Dick & Dünn 1992B, S.9 zit.in Deuser, Gläser, Köppe 1995, S.193
135 vgl. Herzog, Munz, Kächele 1996, S.16

Diese Essstörung ist verbreiteter als Anorexia nervosa und Bulimia nervosa, aber noch weniger bekannt.
Aufgrund der anzunehmenden hohen Dunkelziffer ist es nahezu unmöglich zu sagen, wie hoch der Anteil der Erkrankten in der Gesamtbevölkerung ist. Hier gibt es stark divergierende Zahlen.
Betroffene mit derartig gestörtem Essverhalten sind meist von einer mehr oder weniger stetigen Gewichtszunahme betroffen und daher größtenteils übergewichtig.
Es wird davon ausgegangen, dass mindestens 30-40% aller BED-Patienten unter Adipositas (BMI von oder mehr als 30) leiden.[136]
Anders als bei Bulimie und Anorexie sind von der Binge-Eating-Disorder häufig auch Männer betroffen.
Im ICD-10 wird die Binge-Eating-Disorder nicht als eigenständige Störung aufgeführt. Hier besteht die Möglichkeit der Klassifikation unter F50.9 – für näher bezeichnete Essstörungen.
Wenn Binge-Eating die Reaktion auf belastende Ereignisse ist und zu Übergewicht geführt hat, ist auch eine Diagnose unter
F50.4 – Essattacken bei sonstigen psychischen Störungen
möglich.[137]

Die Essanfälle treten im Durchschnitt an mindestens 2 Tagen pro Woche über 6 Monate auf (dieses Häufigkeitskriterium unterscheidet sich von Bulimia nervosa).
Bei der Binge-Eating-Disorder werden in einem abgrenzbaren Zeitraum (z.B. innerhalb von 2 Stunden) hochkalorische und fetthaltige Nahrungsmengen gegessen, die wesentlich größer sind als die Menge, die die meisten anderen Leute im selben Zeitraum und unter den gleichen Umständen essen würden.

Diese Essanfälle werden von den Betroffenen als permanente Niederlage erlebt, was zu erneuten Fressanfällen führen kann.[138]

---

136 vgl. Gerlinghoff, Backmund 2000, S.19
137 vgl. Meermann, Borgart 2006, S.27
138 vgl. Meermann, Borgart 2006, S.28

Die Essanfälle sind mit folgenden Merkmalen verbunden:
- es wird wesentlich schneller gegessen als normal
- es wird gegessen, bis man sich unangenehm voll fühlt
- es werden große Mengen gegessen, obwohl man sich nicht körperlich hungrig fühlt
- es wird allein gegessen, weil es peinlich ist, wie viel man isst, man fühlt sich von sich selbst angeekelt, depressiv oder schuldig nach dem „Überfressen"[139]

2.8.1 Folgeschäden

Wie bereits oben erwähnt sind die meisten Menschen die unter Binge-Eating-Disorder leiden übergewichtig bis hin zu schwer adipös.
Die daraus resultierenden körperlichen Folgeschäden sind mit denen der Adipositas zu vergleichen (Bluthochdruck, Gelenkleiden, Diabetes mellitus etc.) und aus diesem Grund sollen sie an dieser Stelle nicht nochmals genauer aufgeführt werden.
Auch die psychischen Folgen sind ähnlich oder decken sich. Resignation, Flucht in Tagträume, Antriebslosigkeit, Depressionen, Hass auf den eigenen Körper, Vermeiden von Spiegeln und Probleme eigene Grenzen zu spüren sind nur einige.
Zusätzlich kann es zu Alkoholmissbrauch, Angstzuständen, Selbsthass, zwanghaftem Putzen und Waschen kommen.[140]

3 Mögliche Ursachen bzw. Faktoren von Essstörungen

Die Gründe für Essstörungen sind vielfältig und können individuell sehr verschieden sein. Eine zeitlang wurden Essstörungen häufig als Folge eines hormonellen Mangels betrachtet.
Insbesondere die Störung von Sexualhormonen sind aber eher die Folge von unausgewogener Ernährung beziehungsweise von Unter-/Übergewicht bei Essstörungen.[141]

139 vgl. Gerlinghoff, Backmund 2000, S.19
140 vgl. Tuschen-Caffier et al. 2005, S.23f
141 vgl. Meermann, Borgart 2006, S.31

Mittlerweile weiß man allerdings, dass auch wie bei anderen psychischen Krankheiten, eine komplexe Wechselwirkung zwischen biologisch-genetischen, psychosozialen, familiären sowie soziokulturell-gesellschaftlichen Faktoren vorliegt.
Es gibt demzufolge eine ganze Reihe von multifaktoriellen Einflussfaktoren sowie Ursachen bei Essstörungen, die häufig in unterschiedlichen Kombinationen eine Rolle spielen.[142]
Sicherlich sind bis heute noch nicht alle Faktoren und Ursachen erforscht die zur Entstehung/Ausprägung einer Essstörung führen.
Es gibt aber wissenschaftliche Erkenntnisse über bestimmte Voraussetzungen, die essgestörtes Verhalten begünstigen können.
Es scheint jedoch Motive zu geben, die auf viele Menschen mit Essstörungen zutreffen können. Auslösende Faktoren können unter anderem sein:

- die Angst vor dem Erwachsen werden
- Verantwortung für die eigenen Handlungsweisen zu übernehmen
- die eigene Sexualität
- sich unangenehme Fragen über sich selbst und seine Position im Leben zu ersparen.[143]

Es gibt einige typische Persönlichkeitsmerkmale bei Patienten mit Essstörungen, man kann dies jedoch nicht verallgemeinern.
Aber einige dieser Aspekte werden als so genannte individuelle Vulnerabilitätsfaktoren von Experten angesehen. Daraus wird ersichtlich, dass das Vorhandensein solcher Faktoren gegenüber anderen Menschen, ein erhöhtes Risiko für die Entwicklung und den schwereren Verlauf einer Essstörung darstellt.[144]

Das folgende Schaubild soll das Zusammenspiel der nun folgenden verschiedenen Einflussfaktoren verdeutlichen.

---

142 vgl. Jacobi, Thiel, Paul 1996, S.14
143 vgl. Schimek 1999, S.16; zit.in Absenger 2003, S.26
144 vgl. Legenbauer, Vocks 2006, S.22ff

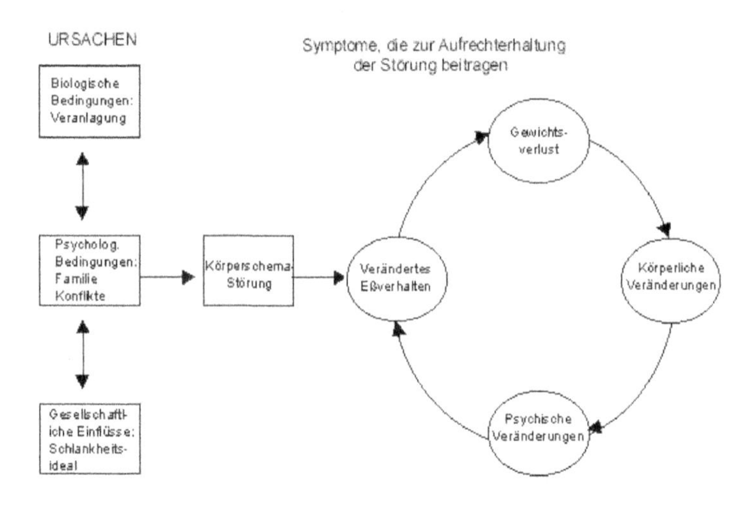

Abb. 4

3.1 Biologisch-genetische Faktoren

Heute wird in der Forschung davon ausgegangen, dass biologische Faktoren ein Risiko darstellen, die unter Einwirkung zusätzlicher Faktoren die Entwicklung einer Essstörung, ähnlich wie bei Alkoholismus, unterstützen.
Zu den biologischen Faktoren gehören die genetischen Faktoren sowie die biologischen Veränderungen, wie beispielsweise hypotalamische Dysfunktionen, Störungen der Neurotransmitter und körperliche Faktoren (zum Beispiel ernährungsphysiologische Grundlagen) sowie ein prämorbides Gewicht.
Dabei gibt es Zusammenhänge, da auch beim Essen bzw. Fasten Belohnungszentren im Gehirn aktiviert werden, die auch bei Suchterkrankungen eine Rolle spielen.[145]

Das Körpergewicht und der Körperbau sind zu einem großen Teil biologisch-genetisch bedingt und die Vermutung, dass die Genetik bei der Entstehung von Essstörungen eine Rolle spielt, liegt somit nahe.
Diese Vermutung wird durch die Ergebnisse aus der Zwillingsforschung gestützt. Es wurde in Adoptionsstudien festgestellt, dass Zwillinge die unter

---

145 vgl. Legenbauer, Vocks 2006, S.22

völlig unterschiedlichen Bedingungen aufgewachsen sind, im Laufe der Zeit und ihres Lebens ein fast identisches Körpergewicht entwickelten. Außerdem wurde bei diversen anderen Studien herausgefunden, dass Zwillinge, die nicht bei ihren leiblichen Eltern sondern bei Adoptiveltern aufgewachsen sind, in ihrem Gewicht eher ihren leiblichen Eltern ähneln und nicht ihren Adoptiveltern. Jedoch prägt auch hier die Umwelt und Gesellschaft das Essverhalten und somit sind Abweichungen möglich.[146]

Die Neuropsychologen Claude Braun und Marie-Jose Chouinard gehen davon aus, dass die Wahrscheinlichkeit, dass der eineiige Zwilling von einer anorektischen Patientin ebenfalls an Magersucht erkrankt zwischen 35% und ca. 56% liegt. Bei zweieiigen Zwillingen liegt diese Wahrscheinlichkeit bei unter 10%.[147]

Auch bei Bulimiepatienten wurden Zwillingsstudien durchgeführt. Diese ergaben, dass bei eineiigen häufiger beide betroffen sind im Vergleich zu zweieiigen Zwillingen. Hinzu kommt, dass bei dieser Studie errechnet wurde, dass die Wahrscheinlichkeit an Bulimie zu erkranken zu 50% auf genetische Veranlagungen zurückzuführen ist.[148]

Forscher wie Fichte (1985) und Bruch (1991) warnen jedoch vor einer Überbewertung dieser Untersuchungsergebnisse. Für die Interpretation der Zwillingsbefunde sind sowohl entwicklungspsychologische Aspekte als auch die Hypothese eines erhöhten Erkrankungsrisikos für Essstörungen zu berücksichtigen. Auch die Tatsache der Zwillingsgeburt muss in die Bewertung der Untersuchungsergebnisse miteinbezogen werden. [149]

In den letzten Jahren wird den genetischen Faktoren immer mehr Bedeutung zugemessen, vor allem bei der Entstehung der Erkrankung Adipositas.

Durch die genetischen Faktoren wird sowohl Körpergewicht und Fettmasse, als auch die individuelle Reaktion auf eine sehr reichhaltige Ernährung, beeinflusst.

---

[146] vgl. Posch 1999, S.148

[147] vgl. Stahr, Barb-Priebe, Schulz 1998, S.54

[148] vgl. Cuntz, Hillert 1998, S.70; zit.in Absenger 2003, S.36

[149] vgl. Stahr, Barb-Priebe, Schulz 1998, S.55

Nach derzeitigem Erkenntnisstand gibt es verschiedene Gene, die für das Risiko der Adipositas verantwortlich sind, da sie nicht dem Erbgang der einfachen Mendelschen Gesetzen folgen.[150]
Im neurobiologischen Bereich spielen der Hypothalamus, das wohl wichtigste Steuerzentrum des vegetativen Nervensystems, sowie Störungen der Hormone die mit der Sättigungsregulation einhergehen und Neurotransmitter wie Serotonin und dem Botenstoff Leptin eine wesentliche Rolle.
Steigt das gespeicherte Körperfett in den Fettzellen, so steigt auch der Leptinspiegel. Je höher dieser ist, desto größer ist das Sättigungsgefühl. Bei einem niedrigen Spiegel steigt das Hungergefühl. Es ist jedoch noch nicht ganz geklärt, welche Rolle das Leptin bei den Essstörungen Magersucht und Bulimie spielt. Bei anorektischen Patienten zum Beispiel ist der Leptinspiegel niedrig und es kommt zu einer Verminderung von wichtigen Botenstoffen wie Serotonin, die die Hirnaktivität und damit die Stimmung regulieren.[151]
Der Hypothalamus ist für die Hunger- und Sättigungsregulation im Körper verantwortlich. Störungen wie zum Beispiel frühkindliche Hirnschädigungen oder spätere Schädigungen des Gehirns können bewirken, dass die benötigten Hormone zur Hunger- und Sättigungsregulation nicht mehr bei der Nahrungsaufnahme ausgeschüttet werden, wie es im Normalfall sein müsste.[152]
Kommt es zu diesen Störungen der Hormonherstellung oder Hormonabgabe, führt es entweder zu Appetitlosigkeit oder zum Überessen und dem bei Bulimie bekannten Heißhunger.

Bei zu schnellem Essen, wie es beispielsweise bei der Binge-Eating-Disorder vorkommt, hat der Körper nicht genügend Zeit entsprechende Informationen an das Gehirn und die dafür zuständigen Zentren weiterzuleiten. Dies kann dazu führen, dass das Sättigungsgefühl verspätet oder gar nicht einsetzt. Die Folge ist Übergewicht.
Auch hier kommt es wieder zu einem Zusammenspiel körperlicher sowie umweltbezogener Faktoren, die sich gegenseitig beeinflussen und verstärken.[153]

---

150 vgl. Pudel 2003, S.17
151 vgl. Reich, Götz-Kühne, Killius 2004, S.59
152 vgl. Legenbauer, Vocks 2006, S.22f
153 vgl. Reich, Götz-Kühne, Killius 2004, S.58

3.2 Psychologische Komponenten

Es gibt verschiedene psychologische Erklärungsversuche, die Gemeinsamkeiten zu anderen psychischen Erkrankungen aufzeigen.
Wie bereits festgestellt, stehen Essstörungen mit einem gestörten Verhältnis bzgl. der Einstellung zur eigenen Person in einem engen Zusammenhang. Diese gestörte Sicht des eigenen Ichs ist meist schon vor einer Essstörung vorhanden oder entwickelt sich wechselseitig mit dieser.
Man geht davon aus, dass diese Störungen meist in der frühen Phase der kindlichen Entwicklungen verursacht werden.
Laut Bruch (1991) kann ein Säugling Unlustgefühle wie zum Beispiel Hunger, Müdigkeit usw. noch nicht differenziert wahrnehmen. Sie sind darauf angewiesen, dass die Mutter oder die Bezugsperson die Signale richtig deutet. Wenn die Mutter nicht die wirklichen Bedürfnisse des Kindes erfassen kann, reagiert sie häufig unbewusst falsch. Mütter füttern ihre Kinder zum Beispiel wenn sie Angst und aber keinen Hunger haben oder sie trösten sie, wenn sie nicht traurig sondern müde sind.
Hat der Mensch in der oralen Phase nicht gelernt die verschiedenen Bedürfnisse, wie die Unterscheidung zwischen hungrig und satt eindeutig zu differenzieren, fällt es ihm auch im Erwachsenenleben schwer, zwischen den eigenen inneren Bedürfnissen zu unterscheiden.
Dies kann dazu führen, dass ein junger Mensch sein Selbstwertgefühl und seine Selbstwahrnehmung nur unzureichend entwickeln kann.
Bruch geht davon aus, dass Menschen mit Essstörungen
übermäßig auf die Meinungen, Wünsche und Ansichten anderer reagieren.[154]

Ein instabiles Selbstwertgefühl, der Drang zum Perfektionismus des eigenen Körpers, ein Alles-oder-Nichts-Denken, soziale Unsicherheit und die Angst vor Leistungsversagen sind Zeichen für eine gestörte Grundannahme, die meistens während der Adoleszenz beginnt.
Kleine Fehler und geringe Abweichungen von eigenen Leistungsvorstellungen rufen oft heftigste Selbstkritik hervor, da solche Abweichungen kaum oder gar nicht geduldet werden können. Die Ansprüche, die die Betroffenen gegenüber

---

[154] Bruch 1991, S.68f

sich selbst haben, sind in der Regel völlig übertrieben und können daher gar nicht erreicht werden.[155]
Die Angst davor zuzunehmen, steht bei dem meisten Erkrankten im Vordergrund. Die essgestörten Personen entwickeln eine regelrechte Gewichtsphobie, wobei mit Hilfe von zum Beispiel Hungern, Erbrechen und Abführmittelmissbrauch versucht wird, dies zu vermeiden.[156]

Die Tatsache, dass Anorexie besonders häufig während der schwierigen Entwicklungsphase der Pubertät beginnt, hat zu der Ansicht geführt, dass die Erkrankung auftritt, wenn die junge Frau sich von der Bewältigung der alterstypischen Anforderungen überfordert fühlt. Während der Pubertät entwickelt sich das Mädchen zur Frau und muss eine entsprechende neue Identität finden. Fühlt sich die Betroffene davon überfordert, entsteht ein tiefes Gefühl der Unsicherheit. Für viele Patientinnen scheint der Versuch, Kontrolle über ihr Körpergewicht ausüben zu können, ein Gefühl von Sicherheit zu vermitteln. Das Körpergewicht wird eine wichtige Quelle für ihr Selbstwertgefühl.
Oftmals fällt es den Betroffenen schwer, eine positive (weibliche) Identität zu entwickeln, sich in ihrer Rolle als Frau wohl zu fühlen und ihren eigenen Körper so zu akzeptieren wie er ist.[157]

Menschen mit Essstörungen haben es oft schwer Gefühle wie Müdigkeit, Kälte, Lust, Freude, Neugier, Trauer oder Wut differenziert wahrzunehmen. Sie äußern diese meist durch „Ersatzgefühle" oder durch Ess-/Brechanfälle bzw. die nächste Diät. Anstatt also ängstlich oder traurig zu sein, fühlen sich die Betroffenen „schlecht".[158]
Patienten mit Essstörungen leiden sehr oft unter Kontaktschwierigkeiten und einem starken Einsamkeitsgefühl.
Vor allem Magersüchtige ziehen sich eher zurück und verhalten sich gehemmt. Die meisten Anorektiker haben Schwierigkeiten sich als eigenständige Person zu empfinden. Die Angst vor Abhängigkeit und Kontrolle einerseits und dem

---

155 vgl. Reich, Götz-Kühne, Killius 2004, S.49f
156 vgl. Buhl 1987, S.36
157 vgl. Bruch 1994, S.81f
158 vgl. Grünewald-Zemsch, zit.in Feistner 1995, S.25f

stark ausgeprägtem Gefühl dazuzugehören andererseits (Familie, Freunde, Gesellschaft) stellen bei Magersüchtigen oft den Grundkonflikt dar. Die Kontrolle und die Unabhängigkeit wollen sie durch „das Hungern" erreichen. Das Hungern selbst abhängig macht, sich bis hin zu einem Zwang entwickeln kann, merken die Betroffen meist nicht.[159]

Äußerlich hingegen überdecken Bulimiker ihre Unsicherheit häufig durch Aktivität und Geselligkeit. Auf der einen Seite wollen sie unabhängig erscheinen und Einfluss haben und auf der anderen Seite ihre Weiblichkeit erhalten. Da jedoch Weiblichkeit als schwach und abhängig definiert wird, kann es zu einem Konflikt kommen. Dieser spiegelt sich im Essverhalten wieder. Das übermäßige Essen steht für Stärke, Freiheit, Individualität und Eigenbestimmung. Das Erbrechen hingegen zeigt eigene Schwäche, innere Leere und Unvollkommenheit, etc.[160]

Auch bei Adipositas ist davon auszugehen, dass die Betroffenen unter psychischen Störungen leiden können. „Ob in solchen Störungen aber die psychogenetischen Voraussetzungen für die Manifestation einer Adipositas zu erkennen sind, wird durch empirische Befunde nicht gestützt."[161]
Mangelndes Selbstbewusstsein, kein Identitäts- oder Selbstwertgefühl, Kummer, Stress, Angst, Frustration und Langeweile können Ursachen von Heißhungerattacken sein, die bei Adipositas und der Binge-Eating-Disorder nicht unterschätzt werden dürfen, da sie einerseits Auslöser der Fettleibigkeit sind, und andererseits die Krankheit weiter voran treiben.
Bei der Esssucht gönnen sich viele Betroffene nach einem Misserfolg oder einer Enttäuschung zum Ausgleich etwas zu Essen. Meist sind das sehr fetthaltige Speisen. Im Gegensatz zu den meisten Menschen, die erkennen, dass ein solches Verhalten keine Probleme oder die negativen Tatsachen des Lebens verdrängen kann, sind Esssüchtige nicht in der Lage, dies zu tun. Anstatt sich mit ihren Problemen auseinanderzusetzen, verdrängen sie dies mit Hilfe von Essen.[162]

---

[159] vgl. Gerlinghoff, Backmund 1989, S.57ff
[160] vgl. Reich, Götz-Kühne, Killius 2004, S.53
[161] Pudel 2003, S.16
[162] vgl. Leibold 1986, S.69

Zusammenfassend ist zu sagen, dass Essstörungen nicht nur eine psychologische Ursache haben. Bei gestörten Essverhalten müssen immer unterschiedliche Faktoren im Kontext zueinander betrachtet werden.

3.3 Sexueller Missbrauch und Essstörungen

Wir haben uns entschieden den sexuellen Missbrauch zwischen die psychologischen sowie familiären Einflüsse zu setzen, da er sowohl ein psychologisches Problem sowie ein familiäres darstellt kann.
Essstörung sind Erscheinungen, die als Folge sexuellen Missbrauchs sowie als Ursachen unter Berücksichtigung anderer Faktoren auftreten können.
In den letzten Jahren kam man immer mehr zu der Auffassung, dass es zwischen einer Traumatisierung in Form von sexuellen Missbrauchs und der Entwicklung von Essstörungen einen Zusammenhang geben könnte.
Schon in den 80er Jahren wurden einige Studien durchgeführt und veröffentlicht, die die Frage der möglichen Verbindung zwischen Essstörungen und sexuellen Missbrauch zu klären versuchten. Der Grund hierfür liegt auf der Hand, denn Patienten mit Missbrauchserfahrungen sowie Patienten mit Essstörungen haben ein niedriges Selbstbewusstsein, Scham- und Schuldgefühle, zeigen eine negative Einstellung zum Körper sowie gegenüber der Sexualität.[163]

In einer aktuellen Studie der Universität Bristol, wurden 10.000 Frauen untersucht. Die umfassenden Ergebnisse der Studie haben die Forscher in der aktuellen Ausgabe des Wissenschaftsmagazins British Journal of Psychiatry 2005 (British Journal of Psychiatry 187, 268-273) veröffentlicht.
Laut dieser Studie, hat man herausgefunden, dass Essstörungen bei Frauen, die sexuell missbraucht wurden, doppelt so häufig auftreten können wie bei nicht sexuell Missbrauchten. Der Zusammenhang zwischen sexuellem Missbrauch und Essstörungen liegt in der veränderten Körperwahrnehmung der

163 vgl. Tuschen-Caffier, Florin 2002, S.15

Betroffenen, denn durch den Missbrauch entsteht eine ablehnende Haltung gegen den eigenen Körper.[164]

„[...] Essgestörte Frauen haben beispielsweise Erfahrungen machen müssen, die buchstäblich „zum Kotzen“ waren, wie orale Vergewaltigung.“[165]

Um diese Erfahrungen zu verarbeiten, versuchen sie unter anderem durch Magersucht, Bulimie oder Binge-Eating-Disorder ihr Leben wieder selbst zu bestimmen und ihren Körper, den sie als Ursache des Missbrauchs ansehen, zu manipulieren.

Viele Opfer sexueller und auch körperlicher Übergriffe versuchen unbewusst, unansehnlich und unattraktiv zu werden.

Esssüchtige beruhigen sich mit dem Essen, versuchen verzweifelt eine Zufriedenheit herzustellen und dem seelischen Unbehagen zu entkommen.

Magersüchtige hingegen zeigen der Umwelt, aber auch sich selber, dass sie wenigstens über einen Teil ihres Lebens die Kontrolle haben können. Dies wäre der Bereich der Nahrungsaufnahme.

Bulimiker drücken mit dem Erbrechen ihren Ekel aus, und versuchen sich so, oft unbewusst, „innerlich" zu reinigen.[166]

Die in den verschiedenen Studien herausgefundenen Befunde deuten darauf hin, dass sexueller Missbrauch das Risiko für eine Entstehung psychischer Störungen zwar erhöhen kann, allein aber kein spezifischer Risikofaktor für gestörtes Essverhalten ist.[167]

3.4 Familiäre Einflüsse

Eine wichtige Rolle bei der Entstehung, Entwicklung und Aufrechterhaltung von Essstörungen scheint nach heutigem Wissenstand bei vielen Betroffenen die Familie darzustellen. Schon Gull, Lasègue und Charcot haben Ende des 19. Jahrhunderts auf mögliche Zusammenhänge zwischen den familiären Bedingungen bei der Entstehung von Essstörungen hingewiesen. Kommt es zu Fehlern bei der Erziehung in der Kindheit und Jugend, können diese später nur schwer korrigiert werden.[168]

---

164 vgl. http://bjp.rcpsych.org
165 Weissman 1995, S.93, zit.in Feistner 1995
166 vgl. Köpp, Jacoby 1996, S.54ff
167 vgl. Tuschen-Caffier, Florin 2002, S.15
168 vgl. Gerlinghoff, Backmund 2000, S.33

An dieser Stelle muss jedoch darauf hingewiesen werden, dass es aber mit Sicherheit keine bestimmte Familienstruktur und auch keine Form der Eltern-Kind-Beziehung gibt, die von vornherein für die Entstehung einer Essstörung verantwortlich gemacht werden kann.
Es gibt allerdings charakteristisch übereinstimmende Merkmale innerhalb einer Familie, die häufiger, jedoch nicht immer, in der Familiengeschichte essgestörter Menschen festgestellt werden können.[169]
Die Abgrenzung zur Familie gelingt meist nur schwer - hier haben viele Essstörungen ihren Anfang. Das Ausdrücken eigener Bedürfnisse kann durch eine Essstörung geschehen. Die Betroffenen versuchen sich von den Eltern zu lösen ohne die Regeln zu brechen, einen offenen Konflikt zu provozieren oder die Erwartungen der Familie zu enttäuschen.
Gleichzeitig signalisieren sie jedoch das Bedürfnis umsorgt zu werden. Erkrankung - auch wenn es sich „nur" um eine psychische Störung handelt - bietet die Möglichkeit, auf gesellschaftlich anerkannte Art auch mal schwach sein zu dürfen. Dies hat den Effekt den gestellten Aufgaben offiziell nicht mehr nachkommen zu können und zu müssen. Meist werden Kranke innerhalb der Familie auch gehegt und gepflegt, also geliebt, ohne dafür etwas leisten zu müssen. Allerdings muss eine Krankheit aus der Perspektive der Gesellschaft schwerwiegend genug sein, um als Krankheit akzeptiert zu werden. Geringer Gewichtsverlust allein reicht hierfür noch nicht aus.[170]

Abgesehen von den Essgewohnheiten einer Familie (z. B. häufige Diäten der Mutter) können auch andere Faktoren die Entstehung von Essstörungen begünstigen.
Die betroffenen Familien wirken nach außen hin oft perfekt. Konflikte, das Leistungsstreben der Eltern sowie kaum vorhandene Emotionalität sind nur einige dieser eventuell vorhandenen Merkmale.
Ein allgemeines Merkmal bei allen Essstörungen ist, dass die anorektischen, bulimischen, adipösen und esssüchtigen (BED) Personen als „Sündenbock" agieren. Sie nehmen die emotionalen Konflikte der anderen auf sich.[171]

---

169 vgl. Leibold 1986, S.14
170 vgl. Gerlinghoff, Backmund 2000, S.40
171 vgl. Stahr, Barb-Priebe, Schulz 1998, S.63

Nach dem familiensystemischen Ansatz von Minuchin et al. (1981), ist die Familie ein selbstregulierendes und selbststeuerndes System, in dem sich alle Mitglieder wechselseitig beeinflussen und äußere Einflüsse verarbeiten müssen. Für ihn gibt es eine Unterteilung familiärer Strukturen. Minuchin unterteilt in funktionale und dysfunktionale Familien. [172] Laut ihm ist es relativ einfach, Lebensgemeinschaften von Eltern und Kindern zu beschreiben, die einen geeigneten Rahmen für die Entstehung essgebundener Suchtkrankheiten bilden. Während in funktionalen, entwicklungsförderlichen Familien eine „[...] klare hierarchische Organisation mit eindeutigen aber durchlässigen Generationsgrenzen [...]"[173] herrscht, sind in den dysfunktionalen, entwicklungshemmenden Familien diese Grenzen verwischt. Es kommt zu Orientierungslosigkeit und Unsicherheit bei Kindern und den jüngeren Familienmitgliedern.

Selvini Palazzoli vertritt die Meinung, dass zwar der Vater nach außen hin das Familienoberhaupt darstellt, dem sich alle scheinbar unterordnen. Allerdings sind die Rollen zwischen den Elternteilen untereinander sowie zwischen Eltern und Kindern bei genauerer Betrachtung eher unklar verteilt. Die Mutter findet sich in der Rolle der „Hausfrau" wieder, die sie jedoch nur akzeptiert, um den äußeren Schein zu waren.[174]

Die Verantwortlichkeiten für Dinge des Alltags liegen nicht selten in der heranwachsenden Generation. Persönliche Grenzen werden überschritten, es kommt zu emotionaler Überbelastung und einem gewissen Rückzugsverhalten der einzelnen Familienmitglieder, besonders der Kinder.[175]
Rasende Eifersucht auf ein anderes Familienmitglied können des Weiteren für Probleme in einer Familie sorgen.
Studien belegen, dass es oft zu Rivalitäten unter Geschwistern kommt. Einer von beiden gilt meist als körperlich attraktiver und ist in der Peergroup beliebter als der andere.
Des Weiteren zeigen die „konkurrierenden" Geschwister oft bessere Leistungen in Schule oder Beruf, haben eine größere Zahl an Bekannten und Freunden

---

172 vgl. Stahr, Barb-Priebe, Schulz 1998, S.63
173 Gerlinghoff, Backmund 2000, S.34
174 vgl. Palazzoli 1986, S.278ff
175 vgl. Gerlinghoff, Backmund 2000, S.34

und scheinen generell mit dem Leben leichter umgehen und Probleme besser bewältigen zu können. Der so entstehende Konkurrenzdruck, die empfundene Belastung, Gefühle wie Neid und Rivalität, verstärken familiäre Problemsituationen. Die Gesamtheit dieser Faktoren führt dazu, dass das Essverhalten als ein Ventil für Probleme und Konflikte genutzt wird.[176]
Weitere Aussagen über den familiären Hintergrund Essgestörter lassen sich nicht ohne weiteres generalisieren.

Nach Bruch (1994) stammen viele Magersüchtige aus überintakten „idealen" Familien der Mittel- oder Oberschicht. Die Familien achten sehr auf gesellschaftliche Normen und Konventionen, legen Wert auf Ordnung, Pflichterfüllung, Benehmen, Leistung sowie Bildung. Sie sind darum bemüht nicht aufzufallen und keinen Anlass zu etwaiger Kritik von außen zu geben.[177]
Es herrschen hier also sehr hohe Idealvorstellungen. Das Streben nach Leistung, Fleiß und Ehrgeiz und natürlich sozialem und ökonomischem Erfolg steht im Vordergrund. Die meisten Eltern scheuen keine Kosten und Mühen, den Kindern eine gesicherte Zukunft, soziales Prestige und Ehre durch gute Ausbildung, sportliche Aktivitäten usw. zu ermöglichen. Der dadurch entstehende Leistungsdruck muss also verkraftet werden. Die Vernunft hat hier Vorrang vor den Emotionen. Etwaige Konflikte werden selten offen ausgetragen und es herrscht in diesen Familien ein eher zurückhaltendes und gefühlsarmes Klima.[178]

Lawrence geht davon aus, dass die Beziehung zur Mutter bei Magersüchtigen eine zentrale Rolle spielt. Mütter magersüchtiger Patienten haben meist ihre berufliche Kariere zugunsten ihrer Kinder zurückgestellt, um sich voll und ganz auf die Familie zu konzentrieren. Es ist ihnen wichtig, dass die Bedürfnisse der anderen im Vordergrund stehen.[179]
Durch diese Situation kommt es oft vor, dass die unerfüllten Wünsche und Träume der Mutter auf das Kind projiziert werden. Das kann dazu führen, dass das Kind sich schuldig, vereinnahmt und ausgebeutet fühlt. Die Mütter in ihrer

---

[176] vgl. Aliabadi, Lehnig 1985, S.68
[177] vgl. Bruch 1994, S.42
[178] vgl. Gerlinghoff & Backmund 2000 S.37f
[179] vgl. Dana, Lawrence 1990, S.78f

stark ausgeprägten Aufopferungs- und Überbesorgtheitsrolle achten auch selbst nicht auf ihre körperlichen und psychischen Grenzen. Sie leugnen ihre eigenen Bedürfnisse nach Nahrung, Ruhe und Entspannung, um gleichzeitig perfekte Mütter, Hausfrauen und Teilnehmerinnen am Arbeitsleben zu sein. Damit leben sie ihren Töchtern ein relativ ungesundes und wenig nachahmungswertes Frauenbild vor, welches viele Heranwachsende abschreckt und den Wunsch verstärkt, Kind bleiben zu können. Die Angst und Abneigung davor so zu werden wie die Mutter, spielt bei den Magersüchtigen somit eine wichtige Rolle. Anorektische Mädchen entwickeln z.B. ihre Essstörung häufig in der Pubertät als Abgrenzungsverhalten gegen ihre Eltern.[180]

Auch der Vater spielt im Familiengeschehen eine wichtige Rolle. Durch die eher dominante oder beherrschende Mutter wird die Rolle des Vaters bei Magersüchtigen eher als abwesend und passiv beschrieben. Magersüchtige haben oftmals das Gefühl, dass ihr Vater sie nicht wirklich kennt beziehungsweise wahrnimmt und empfinden ihm gegenüber eine Leere.

Zusammenfassend kann man sagen, dass fast alle Magersüchtigen die Beziehung ihrer Eltern als nicht optimal bzw. unbefriedigend empfunden haben und zwischen Vater und Mutter standen.[181]

Auch ess-brechsüchtige Patienten stammen vorwiegend (wie auch anorextische Patienten) zumeist aus gutsituierten Mittelklassefamilien.
Das äußere Erscheinungsbild und der Erfolg nehmen bei bulimischen Familien einen sehr hohen Stellenwert ein. Die Familie ist abhängig davon, wie andere sie beurteilen.

Laut Boskind-Lodahl/Sirlin (1979), Boskind-White und White (1983) ist die familiäre Situation häufig durch große Unsicherheit und innere Konflikte geprägt. Ebenso kennzeichnen und prägen widersprüchliche Botschaften den Umgang miteinander und untereinander. Vor allem die Konfliktvermeidung in den Familien trägt dazu bei, dass bulimische Frauen nur selten Strategien zur

---

180 vgl. Constam 1993, S.54
181 vgl. Constam 1993, S.57f

Konfliktlösung lernen. Vielmehr scheint ein Überleben angesichts von Konflikten nur durch ein hohes Ausmaß an Kontrolle der eigenen Gefühle möglich.
Meistens besteht zu einem Elternteil, in der Regel zum Vater, eine unsichere Bindung. Dieser wird von den Betroffenen oft als Mann charakterisiert, der extrem leistungsorientiert ist sowie keine Gefühle zulassen und ausdrücken kann. Er ist emotional und körperlich nicht wirklich anwesend. Seine Annerkennung zeigt er hauptsächlich nur bei guten Leistungen und einem optimalen äußeren Erscheinungsbild.
Durch die ablehnende Haltung des Vaters schlussfolgern die Autoren, dass die Mädchen häufig sehr darum bemüht sind, alle an sie gestellten Anforderungen zu erfüllen, um männliche Annerkennung, sei es vom Vater oder Partner zu erlangen.[182]

Die Mutter wird in bulimischen Familien oft als zu fordernd, herrschsüchtig, dominant und stark kontrollierend beschrieben.
Ähnlich wie bei dem Krankheitsbild Anorexia nervosa, ist auch hier die Krankheit ein Mittel zum Zweck Individualität zu erreichen.
Bulimikerinnen sehen sich häufig selbst als „Superfrau" an und wollen auch so gesehen werden. Sie wollen eine brave Tochter für die Eltern sein, eine attraktive Frau für den Partner und leistungsorientiert für den Arbeitgeber. Dies gibt ihnen zumindest zeitweise eine Befriedung. Mit großer Anstrengung versuchen sie nach außen diesen unterschiedlichen Rollenanforderungen gerecht zu werden und entstehende Konflikte werden überwiegend mit dem eigenen Körper ausgetragen. Ess-Brech-Anfälle sind, wenn auch sprachlos, als Protest gegen die massiven, oft nicht zu vereinbarenden Anforderungen des Lebens und der Umwelt zu verstehen.[183]

Auch frühe Verlustereignisse, zum Beispiel die Trennung oder der Tod eines Elternteils, wirken sich auf die Entwicklung junger Menschen aus. Das Erleben mangelnder elterlicher Unterstützung und das Übernehmen von eigentlich elterlichen Pflichten führen schon früh im Leben des Kindes zu Situationen, über die es eigentlich noch keine Kontrolle hat.

---

182 vgl. Focks, Trück 1987, S.36
183 vgl. Bauer, Anderson, Hyatt 1986, S.59

In einer Atmosphäre, in der die individuellen Bedürfnisse nicht respektiert werden, wird auch die Wahrnehmung interner Signale wie Hunger und Sättigung verlernt.
Essen wird in diesen Familien häufig nicht bedürfniskontingent eingesetzt, sondern als Mittel der Ablenkung, Belohnung und Entspannung und zur Aufrechterhaltung traditioneller Normen.[184]

Auch in den Herkunftsfamilien der Binge-Eating-Betroffenen steht der Leistungsgedanke oftmals im Vordergrund, während gleichzeitig die Gefühle stark kontrolliert werden. Etwaige Konflikte werden häufig nicht offen ausgetragen und den Kindern wird nur wenig Unterstützung bei Problembewältigungen geboten. Häufig bereitet den Betroffenen auch der Abnabelungsversuch von der Familie große Schwierigkeiten, da sie von ihren Eltern keine gesunde Abgrenzung gelernt haben. Dies bedeutet, sie erkennen sich selbst nicht als eigenständige Persönlichkeit und fühlen sich zu stark verantwortlich für das Wohlergehen ihrer Eltern und Geschwister. Die Einheit der Familie, Harmonie und Häuslichkeit, veralteten Wertvorstellungen und ähnliche Prinzipien lassen das Gleichgewicht zwischen Abgrenzung der Heranwachsenden und ausreichender Nähe zur Familie scheitern. Die Individualität der Heranwachsenden wird untergraben oder gar nicht zugelassen. Dies hat oftmals zur Folge, dass die Jugendlichen emotional verkümmern.[185]

Bei Adipositas ist die Schichtzugehörigkeit eher schwer zu verallgemeinern. Meistens stammen sie jedoch aus der Mittelschicht oder Unterschicht.
Bruch (1991) vertritt die These, dass in Familien, in denen die Mutter gegenüber dem Kind sehr unsicher und überfürsorglich agiert, es zu einer verstärkten Entwicklung von „Fettsucht“ kommen kann.
Spielkameraden sind nicht erwünscht, denn sie stellen eine Gefahr dar, da es der Mutter in diesen Situationen nicht möglich, ihr Kind unter der gewünschten Kontrolle zu halten.

---

184 vgl. Tuschen-Caffier, Florin 2002, S.15
185 vgl. Gerlinghoff, Backmund 2000, S.36f

Das Essen dient in diesen Familien als Ersatz für Liebe, Sicherheit und Zufriedenheit, die die Mutter dem Kind gegenüber nicht eindeutig zeigen kann.[186]
Die Rolle des meist geschäftlich erfolgreichen Vaters ist auch hier eher im Hintergrund zu finden. Es gibt jedoch Fälle, in denen der Vater recht dominant erscheint.
Betroffene schildern oftmals, dass sie sich eher wie persönliches Eigentum des Vaters vorkommen. Sein Hauptaugenmerk gilt dem äußeren Erscheinungsbild, dem schulischen und sozialen Erfolg, aber nicht den Gefühlen oder den Bedürfnissen der eigenen Kinder. Eine wirkliche emotionale Nähe scheint dieser nur zur Mutter aufgebaut zu haben, wodurch er dem Kind ein Gefühl vermittelt ausgeschlossen zu sein.[187]

Aus diesen vielen - oben - genannten Einflussfaktoren ist ersichtlich, dass die familiäre Situation sehr starken Einfluss auf die heranwachsenden Jugendlichen und somit auch auf die mögliche Entstehung von psychischen Störungen, wie zum Beispiel Essstörungen haben kann. Die Familie kann im schlechtesten Fall das Ausbilden einer selbstbewussten, eigenständigen Persönlichkeit durch das Überschreiten individueller Grenzen der einzelnen Personen und durch die Schaffung von Abhängigkeiten verlangsamen oder gar verhindern. Durch Vorleben wenig wünschenswerter Rollenbilder, wie das der perfekten Mutter oder den umsorgten Kranken, zeigen die Familienmitglieder den Betroffenen, wie erstrebenswert es wäre, Kind zu bleiben. Dies wirkt begünstigend für die Flucht in gestörtes Essverhalten.[188]

3.5 Soziokulturelle und gesellschaftspolitische Einflüsse

Bei der Entstehung von Essstörungen spielen die soziokulturellen und gesellschaftspolitischen Einflüsse eine herausragende Rolle.
Es gibt Krankheiten die nur existieren können, wenn zwischenmenschliche Beziehungen, Werte und Normen gegeben sind, die das einzelne Individuum prägen. Erziehung, individuelle Lebenssituationen und die sozialen

---

186 vgl. Bruch 1991, S.92f
187 vgl. Aliabadi, Lehnig 1985, S.57f
188 vgl. Reich, Götz-Kühne, Killius 2004, S.43f

Lebensbedingungen, die sich ständig verändern, üben einen großen Einfluss auf der soziokulturellen Ebene aus. Das bedeutet, dass Essstörungen ohne eine Gesellschaft nicht denkbar sind.
Aber auch sie könne nicht allein für das Krankheitsbild verantwortlich gemacht werden.[189]

Das in allen Industrienationen stark verbreitete Konsumdenken kommt als weiter Einflussfaktor noch hinzu. Probleme und Konflikte die auf einfachem Wege nicht lösbar erscheinen, werden mit Hilfe von übermäßigem Konsum überdeckt.
Dies kann sich auch auf das suchtartige Essverhalten auswirken, da Nahrung leicht zu beschaffen ist. Meist jedoch, führt dieses disfunktionale Verhalten in eine immer tiefere Abhängigkeit, da man auf diese Art keine Probleme lösen kann.[190]

Das gesellschaftliche Schönheits- und Schlankheitsideal, welches in unserer westlichen Gesellschaft zur Zeit vorherrscht, hat sich immer mehr in Richtung einer extremen Schlankheit gewandelt und ist für die meisten Frauen unerreichbar geworden.
Das Abweichen der gesetzten gesellschaftlichen Norm bezogen auf das Gewicht weckt immer noch Assoziationen zur menschlichen Qualität. Fettleibigkeit wird im Allgemeinen als negativ bewertet. Schlankheit hingegen als etwas Positives.
Vor allem Frauen, bei denen immer noch Schlanksein mit Attraktivität, Glück und Erfolg verknüpft zu sein scheint, versuchen sich dem übertriebenen Idealbild, das überwiegend durch die Medien dargestellt wird, anzupassen.

Diäten, Fitnessgeräte, Schlankheitsrezepte- und präparate sind allgegenwärtig und in praktisch jeder Frauenzeitschrift zu finden. Nur sehr wenigen selbstsicheren Frauen ist es möglich von diesem Trend unberührt zu bleiben.[191]

---

189 vgl. Gerlinghoff, Backmund, Mai 1988, S.12
190 vgl. Leibold 1986, S.18f
191 vgl. Constam 1993, S.36

Doch welchem Ausmaß sich eine Person nun dem Schlankheitsideal beugt, kann von mehreren Faktoren abhängig sein. Diese können zum Beispiel Körperunzufriedenheit, Depressionen, der Vergleich anderer Körper mit dem eigenen, ein geringes Selbstwertgefühl oder die Schwierigkeit mit der eigenen Identität sein.[192]
Um den hohen Ansprüchen der Gesellschaft, Familie und den dazugehörigen Konflikten zu entsprechen gibt es oftmals für Frauen nur einen Weg - den Weg in die Essstörung. In solchen Fällen kann es unter Umständen zwei extreme Verhaltensmuster geben.
Die Krankheitsbilder Anorexia nervosa, Bulimia nervosa und latente Esssucht können Maßnahmen sein, sich dem dominierenden, übersteigerten und überbewerteten Schlankheitsideal anzupassen.
Das andere Extrem ist die komplette Ablehnung des Idealbildes sowie der gängigen Vorstellungen der Gesellschaft. Binge-Eating-Disorder oder das durch übermäßiges und unkontrolliertes Essen entstandene Übergewicht, können die Folgen dieser Verweigerungshaltung sein.[193]

Viele Essgestörte geben sich der Illusion hin, dass es ihnen durch ihr Essverhalten möglich wird, ihre Umwelt manipulieren zu können, und sie versuchen ihre Konflikte mit Hilfe des Essens oder Nichtessens auszutragen.[194]

3.6 Feministische Aspekte

Nationalität, Schichtzugehörigkeit, Berufsgruppen und andere soziale Zuordnungsmerkmale können im Laufe des Lebens variieren und gewechselt werden.
Das Geschlecht ist jedoch eine für das ganze Leben festgelegte Größe. Seit jeher war es so, dass Männer und Frauen die ihnen zugewiesene Rolle beziehungsweise Pflicht erfüllen mussten. Den Männern war die Versorgung der Familie und den Frauen die Versorgung der Kinder und die Hausarbeit zugeschrieben. Diese geschlechtsspezifische Arbeitsteilung ist bis heute für alle Gesellschaften zur Norm geworden. Die weibliche Rolle legt fest, dass

---

192 vgl. Dorken u. Paxton 2002; zit.in Legenbauer, Vocks 2006, S.24
193 vgl. Leibold 1986, S.19
194 vgl. Langsdorff 1986, S.93

Mädchen und Frauen passiv, opferbereit, fürsorglich, angepasst, ängstlich und abhängig vom starken Geschlecht, dem Mann, sein sollen. Dadurch werden sie in ein bestimmtes Muster gezwängt, ob sie wollen oder nicht. Versuchen sie sich ein Stückchen mehr vom Leben außerhalb der eingrenzenden Klischees und Normen zu erobern, bedarf es einer enormen Anstrengung, Willenskraft und eigener innerer Überzeugung.[195]

Die angesprochene Rollenverteilung beginnt von Geburt an, zum Beispiel mit der Farbwahl der Strampler. Den Mädchen wird vielmals die Farbe rosa zugewiesen und den Jungen die Farbe blau.
Trotz unserer modernen Gesellschaft werden Jungen und Mädchen noch immer unterschiedlich erzogen und andere Erwartungen an sie gestellt.[196]
Dies bedeutet jedoch nicht, dass die Geschlechtscharaktere angeboren sind, sondern durch die vorgegeben Normen und Werte der Gesellschaft geprägt werden. Das Frauenbild, welches von Mutter auf Tochter über Generationen immer weitergegeben wird, ist also anerzogen und nicht genetisch bedingt.
Die meisten Eltern haben gewisse Erwartungen an ihre Kinder. Vom Augenblick der Geburt an, werden Jungen als stramm, stark, stattlich, lebhaft und robust bezeichnet während für Mädchen eher Attribute wie schön, zart, sanft, hübsch und klein verwendet werden. Die geschlechtspezifischen Unterschiede, die somit von Anfang an gemacht werden, zeigen, dass das Wort Schönheit vorwiegend auf das weibliche Geschlecht projiziert wird. Man sucht es in ihnen und nimmt es an ihnen wahr.[197]
Dies führt dazu, das Mädchen und junge Frauen das Gefühl bekommen, dass ihr Körper nicht für sie, sondern vor allem für andere da ist. Er muss dem Blick der Außenwelt, besonders dem der Männer, standhalten.

Spätestens mit dem Einsetzen der Pubertät, beginnen die Mädchen sich ihrer Weiblichkeit bewusst zu werden und ihren eigenen Körper von nun an abzuschätzen, zu vergleichen und zu kontrollieren. Das Körpergefühl und der Selbstwert sind von nun an stark miteinander verbunden. Diese Entwicklung

---

195 vgl. Lützenkirchen 1999, S.24
196 vgl. Deuser, Gläser, Köppe 1995, S.66
197 vgl. Deuser, Gläser, Köppe 1995, S.45

führt oftmals zu Unbehagen und Unsicherheit, wodurch die Entwicklung des Selbstbewusstseins erschwert werden kann.[198]

Kaum ein Mädchen, beziehungsweise eine Frau, ist mit der von der Natur vorgegebenen Form ihres Körpers zufrieden. Irgendetwas gibt es immer, das zu verbessern wäre und das in den Augen der Frau abnormal und korrekturbedürftig ist.[199]
Spannungen und Konflikte werden auf Grund des traditionellen weiblichen Geschlechtsrollenmusters auch bis heute noch in selbstschädigender Weise nach innen getragen.
In den westlichen Überflussgesellschaften sind Frauen für die Ernährung, das Einkaufen der Lebensmittel, die Zubereitung und das Servieren der Mahlzeiten hauptverantwortlich. Nahrungsmittel stehen also als eine naheliegende und leichtverfügbare Konfliktlösung zur Verfügung.
Das ständige Geben, Nähren und das Befriedigen der Abhängigkeitsbedürfnisse anderer Personen, zwingen sie dazu, ihre eigenen emotionalen Bedürfnisse zurückzustellen. Demzufolge ist es kein Wunder das Essstörungen überwiegend bei Frauen (bis zu 95%) auftreten.[200]

Der gesellschaftliche Druck der heutigen Zeit auf die Menschen, ist enorm. Die Angst vor globaler Umweltzerstörung, zunehmende Schwierigkeiten zwischenmenschliche Beziehungen aufzubauen, Arbeitslosigkeit und Stress sind nur einige Einflussfaktoren, die auf die Menschen der heutigen Gesellschaft einwirken.

Frauen jedoch sehen sich einem noch größeren Problem gegenüber. Sie sind den widersprüchlichen offenen und verdeckten Anforderungen an ihren Körper und ihr Aussehen durch die Medien vielmehr ausgesetzt als Männer. Sie fühlen sich hin und her gerissen zwischen dem Wunsch nach Anerkennung von Männern und der Angst der Ablehnung durch sie. Daraus resultiert das Gefühl, minderwertig, nicht gut, nicht schön, nicht intelligent genug zu sein und das alles unabhängig vom Erfolg im Beruf und ihrem Aussehen.

---

198 vgl. Posch 1990, S.89
199 vgl. Posch 1999, S.77f.
200 vgl. Beushausen 2004, S.116

Frauen haben auch heute noch in erster Linie nur ihren Körper und ihr Aussehen, um sich im Konkurrenzkampf um Job, Partner, Familie und gesellschaftliche Anerkennung zu behaupten.[201]
Das den Frauen durch unsere Gesellschaft auferlegte Diktat des Schönheitsideals, verlangt einerseits, dass Frauen weiblich, freundlich, anschmiegsam und lieb sein sollten. Andererseits jedoch wird von der modernen Frau Durchsetzungsvermögen, Leistungsbereitschaft, -fähigkeit und Selbstsicherheit verlangt. Diese Rollenanforderungen verunsichern das weibliche Geschlecht und für essgestörte Frauen resultiert daraus ein Teufelskreis.
In dieser paradoxen Situation stellen sich Essstörungen als unterschiedliche Konfliktlösungsversuche dar: die Anorexie als Möglichkeit, dem Konflikt auszuweichen und sich auf etwas anderes, vermeintlich Wichtigeres zu konzentrieren; die Bulimie als Versuch, beiden sich widersprechenden Anforderungen gleichzeitig gerecht zu werden und die Adipositas als Versuch, den Konflikt zu verachten.

Solange sich Frauen in dieser übertriebenen Weise mit den gesellschaftlich-feministisch vermittelten Normen messen und die traditionellen Geschlechtsrollen bleiben, müssen sie die Verzerrung ihres Selbst als Realität hinnehmen.[202]

4 Hilfen zur Bewältigung von Essstörungen, ihre Ziele und Erfolge

Essstörungen sind schwerwiegende psychosomatische Erkrankungen, die in der Regel Frauen betreffen. Ähnlich wie die Entstehung einer Essstörung stellt ihre Überwindung einen langwierigen und vielseitigen Prozess dar. Wer demzufolge einen schnellen Erfolg erwartet, wird fast zwangsläufig enttäuscht werden.

---

201 vgl. Lützenkirchen 1999, S.23
202 vgl. Beushausen 2004, S.117f

In einer Reihe von Fällen entwickeln sie einen suchtartigen Charakter. Sie entstehen aus dem Zusammenwirken mehrerer Ursachen. Hierzu gehören soziale, biologisch-genetische, familiäre und gesellschaftliche Faktoren, die oftmals bis weit in die Kindheit reichen.
Essstörungen stellen ein erhebliches Risiko für die seelische und körperliche Gesundheit dar. Bei nicht rechtzeitiger oder Nichtbehandlung besteht die Gefahr einer Chronifizierung mit schwerwiegenden körperlichen, seelischen und sozialen Folgen und Beeinträchtigungen die im schlimmsten Falle bis zum Tode führen können.[203]

Da, wie schon mehrmals erwähnt, Essstörungen hauptsächlich Frauen betreffen, müssen besonders die weiblichen Entwicklungsbedingungen bei der Betrachtung und Therapie von Essstörungen berücksichtigt werden. Hierzu gehören die oft widersprüchlichen Rollenanforderungen an Frauen, das Schönheits- beziehungsweise Schlankheitsideal sowie die Besonderheiten der körperlichen und seelischen Entwicklung von Frauen.

Aus Gründen der Scham oder der fehlgeleiteten Selbsteinschätzung wenden sich Betroffene nicht von selbst bzw. nicht rechtzeitig an Beratungs- oder Behandlungsstellen. Insbesondere die nicht augenfälligen Essstörungen, vor allem die Bulimie, bleiben so häufig lange Zeit unbehandelt oder eine angemessene Behandlung wird zu spät aufgenommen.[204]

Die wesentlichen Ziele der Therapie bei Essstörungen sind also nicht allein die Beseitigung der körperlichen Folgen und die Stabilisierung eines normalen Körpergewichts, sondern auch das Erlangen von Eigenverantwortlichkeit, der Aufbau von einer angstfreien und realistischen Wahrnehmung dem eigenen Körper gegenüber sowie die Förderung einer oder mehrer sozialer Beziehungen.
Nicht wie bei den anderen Suchterkrankungen (Alkoholismus oder Drogenkonsum) gibt es bei Essstörungen das Therapieziel kompletter Abstinenz. Der Betroffene ist täglich mit Nahrung konfrontiert und daher ist das

---

[203] vgl. Gerlinghoff, Backmund 2000, S.54
[204] vgl. Leibold 1986, S.72

Erlernen von einem kontrollierten und ausgewogenen Umgang mit dem Essen einer der wichtigsten Punkte.[205]

Zur Anwendung kommen dabei unterschiedliche oft untereinander kombinierte Therapieformen, die meist ein gemeinsames Ziel haben: „[...] den Teufelskreis zu durchbrechen und das unfreiwillige selbstzerstörerische Verhalten zu stoppen [...].“[206]
Die Behandlung von Essstörungen erfordert zudem häufig mehrere und unterschiedliche Anläufe, bis es zu einer hilfreichen beraterischen und therapeutischen Interaktion kommt.
Eine Behandlung sollte auf den bewussten Gefühlen und Impulsen der betroffenen Person aufbauen.[207]

Allerdings ist die Arbeit mit essgestörten Patienten nicht einfach. Sie gelten als schwierig, rigide, intrigant, manipulativ und verlogen. In den meisten Fällen sind sie nicht bereit sich helfen zu lassen, da sie nur schwer Kritik vertragen können.

Auch die Frage nach Einzel- oder Gruppentherapie sollte individuell auf den Patienten abgestimmt werden. Beide Therapieformen können jedoch auch kombiniert eingesetzt werden. Ziele und Inhalte der Einzeltherapie unterscheiden sich zunächst nicht grundlegend von den Themen der Gruppentherapie. In beiden Therapieformen kommen unterschiedliche Therapieansätze zur Anwendung.

Die Einzeltherapie ist vor allem für Erkrankte geeignet, die eine therapeutische Zweiersituation bevorzugen. Weitere psychische Störungen wie Depressionen, Angstzustände, Substanzmissbrauch und stark ausgeprägtes Schamgefühl sprechen für eine Einzelbehandlung.
In diesem Fall hat der Therapeut mehr Zeit für die individuelle Situation seiner Patienten und kann häufig tiefer in die Problematik einsteigen als dies in einer Gruppe möglich wäre.[208]

---

205 vgl. Langlotz-Weis 1986, S.15
206 Buhl 1991, S.66
207 vgl. Buhl 1991, S.75
208 vgl. Reich, Götz-Kühne, Killius 2004, S.118

Weitgehend hat sich jedoch das Konzept der Gruppentherapie bei Essstörungen durchgesetzt. Anfänglich gab es hierfür Bedenken, da befürchtet wurde, die Patienten könnten sich in ihrer mangelnden Krankheitseinsicht und pathologischen Einstellung zum Essen gegenseitig unterstützen und fördern. Man befürchtete, dass es zum Beispiel bei anorektischen Patienten zu einem Konkurrenzdenken kommen könnte. „Mein niedrigstes Gewicht ist niedriger als dein niedrigstes Gewicht."[209]
Mittlerweile weiß man allerdings, dass in der Gruppe, die dauerhaft von einem Therapeuten angeleitet und unterstützt wird, die Krankheitseinsicht der einzelnen Patienten erleichtert und gefördert wird. Die ähnlichen Probleme der Gruppenmitglieder steigert zudem die Gesprächsbereitschaft.
Positive Gruppenerfahrungen korrigieren die krankheitsbedingten sozialen Defizite, was eine soziale Reintegration mit sich bringt. Dies ist besonders bei jugendlichen Essgestörten ein sehr wichtiger Faktor für eine dauerhafte Gesundheit ohne Rückfall.[210]

Einer der wichtigsten ersten und zugleich schwierigsten Schritte ist allerdings die Eigeninitiative und die Krankheitseinsicht der Patienten. Der eigene Wille ist besonders bei Essstörungen sehr entscheidend und ohne ihn wird eine Behandlung niemals erfolgreich sein.

Bei der Magersucht handelt es sich um eine Krankheit, bei der es um Selbsttäuschung und Unwahrheiten geht und oftmals verleugnen die Erkrankten ihr suchtartiges Verhalten und ihre Situation. Zu einem radikalen Ausstieg aus der Sucht sind viele nur dann bereit, wenn die Verzweiflung zu groß ist oder sie ihr Verhalten in dem der anderen Betroffenen wieder finden. Bulimikern wird meist eher bewusst, dass sie ein gestörtes Essverhalten haben und sie erreichen „[...] den Punkt der Verzweiflung und Abscheu vor sich selbst oft allein. [...]." Sie versuchen jedoch ihre Situation herunter zu spielen und zu beschönigen.[211]

---

209 Bauer, Anderson, Hyatt 1992, S.113
210 vgl. Reich, Götz-Kühne, Killius 2004, S.117
211 vgl. Constam 1993, S.83

Bei jüngeren Patienten kann es sehr wichtig sein, die Angehörigen in die Behandlung mit einzubeziehen, z.B. durch Familientherapien oder Angehörigen-Gruppen.[212]

4.1 Ambulante Beratungen

Bei Essstörungen ist die ambulante Beratung häufig der erste und entscheidende Abschnitt sich Hilfe zu holen. Hier werden weitere Schritte getroffen, die für den gesamten späteren Verlauf der Erkrankung entscheidend sein können.
Eine Beratung hat eine aufklärende, unterstützende, die Selbstverantwortung fördernde und vermittelnde Funktion.

Beratungsleistungen müssen kurzfristig und niedrigschwellig erreichbar sein. Insbesondere wegen der Vorbehalte vieler Betroffener gegen Beratung und Psychotherapie sind niedrigschwellige Beratungsangebote notwendig, die auch anonym als Telefon- oder Internetberatungen genutzt werden können. Das heißt auch, dass diese Angebote für Betroffene lokal und leicht erreichbar sein müssen.[213]

In ambulanten Beratungsstellen wird über Essstörungen und deren Behandlung informiert, gezielt in weitere stationäre oder ambulante Behandlungen vermittelt und Art und Schwere der Essstörung abgeklärt.
Auch Betroffene, Angehörige, nahe stehende Personen, LehrerInnen und BetreuerInnen können sich hier Hilfestellungen für den Umgang mit der Krankheit holen.[214]

Für Mitarbeiter einer Beratungsstelle ist es sehr wichtig, über grundlegende und weiterführende Kenntnisse bezüglich der verschiedenen Formen von Essstörung, ihren möglichen Ursachen sowie Konsequenzen zu verfügen. Auch sollten die Mitarbeiter (meist SozialarbeiterInnen oder Dipl. SozialpädagogenInnen psychosoziale Zusammenhänge und grundlegende

---

[212] vgl. Langsdorff 1986, S.114
1.1.1.1 [213] vgl. Baeck 2006, S.90
[214] vgl. http://www.bzga-ernaehrung.de

Kenntnisse über die Ernährung besitzen. Ebenso ist eine Vernetzung der Beratungs-, Behandlungs- und Therapieeinrichtungen untereinander von höchster Priorität, da nur so der bestmöglichste Erfolg für die Betroffenen gewährleistet werden kann.[215]

4.2 Selbsthilfegruppen

In den letzten Jahren erfuhren Selbsthilfegruppen für Betroffene und Angehörige einen enormen Aufschwung. Gründe für diese stark steigende Nachfrage sind unter anderem die langen Wartezeiten auf einen Therapieplatz. Sie können jedoch auch kulturellen, sozialen, finanziellen oder organisatorischen Ursprungs sein.[216]

Meist sind die Leiter einer solchen Gruppe Personen, die eigene Erfahrungen mit Essstörungen gemacht haben, selber betroffen waren oder gegebenenfalls noch sind. Ebenso gibt es Selbsthilfegruppen, die therapeutisch unterstützt und geführt werden. Das ist individuell von Gruppe zu Gruppe unterschiedlich und hängt von den Wünschen der Betroffenen ab.[217]
Die Gruppen können sich überall und jederzeit treffen, von täglich bis einmal monatlich. Selbsthilfegruppen verdeutlichen, dass man nicht allein ist und dass eine Heilung möglich ist.
Die Mitglieder helfen und unterstützen sich in schwierigen Zeiten, bei Niederlagen und im Kampf gegen ihre Essstörung. Dennoch unterscheidet sich jede Selbsthilfegruppe von der anderen in Charakter und Qualität. „Vom Kaffeeklatsch und Kummerkränzchen bis hin zur beinahe professionellen Konfrontationsgruppe ist alles möglich.“ [218]
Es gilt, dass jede Gruppe nur so gut ist wie ihre Teilnehmer es zulassen und wie sie mitarbeiten.
Manchen Gruppen steht es frei über Dinge zu reden, die einen gerade bewegen, in anderen wird bei Beginn jedes Treffens ein Thema festgelegt, welches dann besprochen wird.

---

215 Reich, Witte-Lakemann, Killius 2005
216 vgl. Perkins u. Schmidt 2005; zit.in Legenbauer, Vocks 2006, S.42
217 vgl. Tarr-Krüger 1990, S.96
218 Hambrecht 1987, S.118

Die Erfahrung, einer von vielen und nicht allein mit seinem Problem zu sein, lässt die Frage aufkommen, was einen selbst und die anderen eigentlich zu dem problematischen und gestörten Essverhalten bewegt. Diese Überlegung ist der erste Schritt zur Problembewältigung und der Anfang der eigenständigen Entwicklung.[219]
Das Erlebnis, dass es anderen Gruppenteilnehmern in vielen Dingen ähnlich geht, ermutigt zur Offenheit und gibt die Zuversicht, Verständnis zu finden. Dadurch werden Heimlichkeit, Isolation, Scham- und Schuldgefühle sowie das Gefühl nicht normal zu sein, aufgehoben. Die Gruppe bietet dabei einen großen seelischen Halt und erhebliche Entlastung. Sie stärkt das Selbstvertrauen und spornt an, alte, eingefahrene Verhaltensweisen zugunsten neuer aufzugeben. Jeder vertritt sich in der Gruppe selbst und lernt dadurch, Verantwortung für sich zu übernehmen, Beziehungen aufzubauen sowie die eigenen Konflikte und Schwächen zu erkennen. Man entdeckt wieder andere Eigenschaften an sich und entwickelt neue Möglichkeiten zur Problemlösung, die man sonst nicht in Erwägung gezogen hätte.[220]

Selbsthilfegruppen stellen somit eine therapiebegleitende und unterstützende Maßnahme dar. Sie ermöglichen sich klarer zu erfahren und zu sehen und helfen den Betroffenen sich neu zu orientieren. Ebenso dienen sie als Nachsorgemöglichkeit im Anschluss an eine Therapie.[221]
Eine Teilnahme an Selbsthilfegruppen hat sich für Betroffene und Angehörige als sinnvoll erwiesen, reicht aber erfahrungsgemäß nicht aus, eine Essstörung wirklich zu bewältigen. Trotz der vielen Vorteile, die eine Selbsthilfegruppe bieten kann, gibt es auch das Risiko, dass sich an den eigentlichen Schwierigkeiten nichts ändert. In diesen Fällen ist es dann ratsam sich an einen Fachmann zu wenden und um weitere Hilfe zu bitten.[222]

4.3 Somatisch orientierte Behandlungen

Eine sich ausschließlich mit den körperlichen Symptomen befassende Behandlung ist in der Regel nicht ausreichend, um Essstörungen zu

219 vgl. Langlotz-Weis 1986, S.16
220 vgl. Leibold 1986, S.96f
221 vgl. Tarr-Krüger 1989, S.94
222 vgl. Langlotz-Weis 1986, S.16

überwinden. Die seelischen Ursachen, die mit dem gestörten Essverhalten im Zusammenhang stehen, sind alleine mit Medikamenten nicht zu behandeln. Dennoch ist die medizinische Behandlung in einigen Fällen zwingend notwenig, da die körperlichen Folgeschäden nur so zu beseitigen sind. Sollte man diese unbehandelt lassen, können sie zu ernsten gesundheitlichen Problemen und sogar zum Tod führen.[223]

Ob eine stationäre oder ambulante Therapie erfolgen sollte, orientiert sich im Wesentlichen an den Lebensumständen der betroffenen Patienten. Der behandelnde Arzt hat die Aufgabe einzuschätzen, inwieweit die körperliche Verfassung des Patienten dies erlaubt oder erforderlich macht. Er ist somit ein wichtiges Mitglied beim Therapieverlauf einer Essstörung.

Meist werden verschiedene Behandlungsformen eingesetzt, wie zum Beispiel Magensonden, hormonelle Behandlungen, chirurgische Eingriffe, Insulinbehandlungen, Fastenkuren und zu physischen Aktivitäten angeregt. Appetitstimulierende Medikamente bei Anorexia nervosa, Antidepressiva für Bulimiker und Appetitzügler für Adipöse können sich auch nachteilig auswirken. Die Einnahme von Medikamenten wird oft von den Betroffenen mit „schwach und hilflos" assoziiert.[224]

Auch hier gilt wieder, dass nicht nur das Gewicht zählt, sondern es zu einer Veränderung der Körperwahrnehmung kommen sollte.
Die medizinische Betreuung stellt demnach eine wichtige Begleitmaßnahme dar. Dennoch warnen Forscher und Therapeuten vor einer einseitigen Symptombehandlung, da diese keine therapeutische Behandlung ersetzen kann.[225]

223 vgl. Leibold 1986, S.73
224 vgl. Meermann, Vandereycken 1987, S.132ff
225 vgl. Meermann, Vandereycken 1987, S.139

4.4 Methoden der Psychotherapie

„Psychotherapie ist die psychologische Einflussnahme auf gestörtes Verhalten und Erleben des Menschen."[226]

Eine weitere Definition aus dem Lehrbuch „Pflege Heute" lautet wie folgt: „Systematische Behandlung von körperlichen und/oder seelischen Störungen mit der aus der Psychologie entwickelten Verfahren, also mit Therapiemethoden, die sich vor allem der Gespräche, der Rollenspiele verschiedener Entspannungs- und suggestiver Techniken sowie der Einübung neuer Verhaltenweisen als therapeutischer Mittel bedient."[227]

Bei Essstörungen setzt die Psychotherapie beim Essverhalten selbst an und versucht auf diese Weise eine Veränderung im Verhalten der Betroffenen gegenüber ihrem Körper zu erreichen.

Psychotherapien können ambulant und stationär durchgeführt werden. Für eine ambulante Therapie spricht, dass sie weniger in das tägliche Leben der Betroffenen eingreift. Die schulische Ausbildung sowie das Berufsleben können meist ohne Unterbrechung weiterlaufen.

Bei einer ambulanten Therapie ist die Unterstützung von Familie und Freunden unumgänglich und nicht immer förderlich bei der Krankheitsbewältigung. Daher scheint in manchen Fällen ein Klinikaufenthalt ratsam.[228]

Zu Beginn einer psychologischen Behandlung sollten ausführliche Vorgespräche stattfinden, die dem Zweck dienen, die Art und Schwere der Erkrankung zu erkennen und ein Vertrauensverhältnis zwischen Therapeut und Patient aufzubauen. Des Weiteren sollen bei solchen Gesprächen die Vorgeschichte der Essstörungen, die Erwartungen an die Therapie und eventuelle Vorerfahrungen geklärt werden sowie eine Beschreibung des Therapiekonzeptes etc. erfolgen.[229]

Den meisten Essgestörten ist es wichtig sich verstanden zu fühlen, da sie sich von ihrer Umwelt meist abgelehnt fühlen.

---

226 Stimmer 2000, S.543
227 Menche 2004, S.1331
228 vgl. Langlotz-Weis 1986, S.16
229 vgl. Jacobi, Thiel, Paul 1996, S.30

Zu Beginn einer psychologischen Behandlung steht die Motivationsphase, in der es wichtig ist, ein vertrauensvolles Verhältnis zwischen qualifiziertem Fachpersonal und Patient herzustellen.
Im Vordergrund einer solchen Therapie stehen die Weiterentwicklung der situativen Kontrolle von Problemen, das Bewusstwerden und Zulassen eigener Gefühle sowie eine Verbesserung des Umgangs mit dem sozialen Umfeld.[230]
Das Angebot an Psychotherapien im Bereich Essstörungen ist sehr vielfältig.

Die häufigsten Therapieformen der heutigen Zeit sind die Verhaltenstherapie, die Psychoanalyse und die verschiedenen Formen von Gesprächspsychotherapien in Einzel- und Gruppenbehandlungen.
Weitere Formen sind die Familientherapie und jegliche Arten von Körpertherapien, zum Beispiel Gestalt-, Bewegung- und Musiktherapie.
In jeder Phase eines Therapiekonzepts, die oftmals auch untereinander noch kombiniert werden, ist die Eigenverantwortlichkeit zwingend nötig.[231]

Im Folgenden sollen daher sie einzelnen Therapien etwas genauer betrachtet und erläutert werden.

4.4.1 Verhaltenstherapie

Ab den 60er Jahren setzte man bei Essstörungen verhaltenstherapeutische Maßnahmen ein. Diese entstanden aus den Lerntherorien. Diese setzen sich mit der aktuellen Problematik und der momentanen Lebenssituation des Patienten auseinander und nicht mit der lebensgeschichtlichen Entwicklung. Verhaltenstherapie ist eine systemorientierte Therapie und besteht aus einer Vielzahl therapeutischer Methoden, durch die unerwünschtes Verhalten abgebaut und alternative Verhaltensweisen gelernt oder aufgebaut werden.[232]
Alle psychotherapeutischen Heilverfahren beziehen sich auf dieses Neu- und Umlernen.

---

230 vgl. Buhl 1987, S.90
231 vgl. Gerlinghoff, Backmund 2000, S.62
232 vgl. Menche 2004, S.1332

In der klassischen Form der Verhaltenstherapie wird ausschließlich versucht auf das beobachtbare Verhalten und die Veränderung des Essverhaltens von Betroffenen einzuwirken.
Der erste Schritt dabei ist die Durchführung einer Verhaltens- und Bedingungsanalyse. Im Gespräch mit dem Patienten muss zunächst das gestörte Verhalten, deren Ursachen und Bedingungen analysiert werden, die zur Aufrechterhaltung der Störung beitragen.
Im Rahmen der Therapie von anorektischen Patienten wird im stationären Bereich zum Beispiel mit dem Prinzip der Belohnung und Bestrafung versucht das Essverhalten zu verändern. Für jeden Patienten wird ein individueller Behandlungsplan erstellt, bei dem Gewichtsverlust bestraft und Gewichtszunahme belohnt wird. Auf diese Weise wird beabsichtigt, dass der Patient die falschen Essgewohnheiten ablegt und neue erlernt.
Diese Therapie hat zum Ergebnis das zum Ende hin ein weitgehend normales Körpergewicht erreicht wird. Doch meistens ist ein längerfristiger Erfolg ohne weitere Therapie nicht garantiert.[233]

Bei Adipositas bezieht sich die klassische Verhaltenstherapie überwiegend nur auf die Gewichtsreduzierung.
Bruch (1992) ist der Meinung, dass besonders auf das stark eingeschränkte Selbstwertgefühl bei Adipösen mehr Rücksicht genommen werden sollte, um einen längerfristigen Therapieerfolg zu gewährleisten.[234]

Auch bei der Bulimie werden verhaltenstherapeutische Maßnahmen eingesetzt. Die Patienten werden aufgefordert ihr Essverhalten in einem Essprotokoll (siehe Abb. 5) festzuhalten. Auf diese Weise können die Bedingungen, die zu Heißhungeranfällen und gewichtsregulierenden Maßnahmen führen, beobachtet werden. Diese Protokolle, welche vom Therapeuten genauestens ausgewertet werden, sind eine wichtige Informationsquelle für die Planung weiterer Maßnahmen.

Essprotokoll

233 vgl. Karren 1990, S.82
234 vgl. Stahr, Barb-Priebe, Schulz 1998, S.94f

Name:		Wochentag:			Datum:	
Uhr zeit	Ort	Nahrungs-mittel (Art u Menge)	Essanfall?	Voraus-gehende Gedanken	Gewichts-regul. Maß-nahmen	Nach-folgende Gedanken

Abb. 5

Die verhaltenstherapeutische Therapie in ihrer klassischen Form kann also hilfreich dabei sein falsches Essverhalten zu korrigieren.

Bei dieser Form der Therapie werden jedoch nicht die Ursachen und Gründe einer Essstörung behandelt und betrachtet, sondern nur die Symptome.

Laut Bruch (1974) ist es oftmals so, dass sich die zu Behandelnden als ein „Opfer" des Therapieprogramms fühlen und es dadurch zu vermehrten Rückfällen und zu einer Chronifizierung kommen kann. Im schlimmsten Fall kann ein Rückfall auch mit tödlichem Ausgang enden.[235]

Im Gegensatz zur klassischen Verhaltenstherapie geht es bei der kognitiven Verhaltenstherapie nicht in erster Linie nur um die momentane Situation und die Bearbeitung von Gefühlen.

Laut Jacobi/Thiel/Paul (1996) geht es bei der kognitiven Verhaltenstherapie darum, „[...] den Kreislauf von verzerrtem Gewichtsideal, diätischem Essverhalten und mangelnden alternativen Konfliktbewältigungsstrategien zu durchbrechen, indem sie hilft, das Essverhalten zu normalisieren, verzerrte Einstellungen zu Körper und Gewicht systematisch in Frage zu stellen, Auslöser, Hintergründe und die Funktion des gestörten Essverhaltens deutlich zu machen und neue Bewältigungsstrategien anzuwenden."[236]

Die neu erlernten Verhaltensweisen sollen den Betroffenen helfen mit Problemen in der Zukunft besser zurechtzukommen.

---

235 vgl. Karren 1990, S.87

236 Jacobi, Thiel, Paul 1996, S.29

Bei der kognitiven Therapie suchen die Therapeuten nach den Ursachen der momentanen Situation. Anhand von Fragen wie „In welchen Situationen tritt das Problem auf? Wann tritt es nicht auf? Was kann man anders machen? Welche konkreten Gedanken führen zu diesem Problem? Sind die Gedanken der Situation angemessen oder übertrieben negativ? Wie bewertet man selbst das Problem? Welche unterschiedlichen Möglichkeiten gibt es zu reagieren?" wird versucht den Betroffenen zu helfen ihre Probleme zu erkennen und zu handeln.

Donald Meichenbaum, Vertreter und Mitbegründer dieser Therapieform, hat diese in drei Phasen eingeteilt.
Anhand des Krankheitsbildes Bulimia nervosa sollen diese vorgestellt und näher erklären werden.[237]

Die erste Phase beschäftigt sich mit der kognitiven Vorbereitung und dient dazu, eine vertrauensvolle Basis zwischen Therapeut und Klient zu schaffen. Dies geschieht in Form eines problemorientierten Interviews. Der Therapeut beginnt eine Verhaltensanalyse zu erstellen, in der er unter anderem versucht zu klären, welche aufrechterhaltenden Faktoren es für dieses Krankheitsbild gibt. Am Ende der ersten Phase steht dann das gemeinschaftliche Herausarbeiten eines vorläufigen Therapiezieles.

In der zweiten Phase geht es um den Erwerb und das Einüben neuer Fähigkeiten zur Bewältigung von Problemsituationen. In dieser Phase wird dem Klienten vermittelt, wie er in den nächsten Situationen, in denen das Problem auftritt, besser denken und reagieren kann. Das Verhaltensmuster von Essen – Brechen – Hungern – Essen soll den Betroffenen bewusst gemacht werden, ihnen helfen auf diese Weise den Kreislauf zu durchbrechen und ihnen ermöglichen ein gesundes Essverhalten zu erlernen. Auf diese Art und Weise wird versucht ihnen die Angst vor dem Dickwerden zu nehmen.

In der dritten Phase kommt es zur Anwendung und Praxis von neu erlernten Fähigkeiten. Die Aufgabe dieser Phase ist es, mit dem Klienten zu üben, wie er diese neuen Denkmuster richtig anwendet. Diese Maßnahmen und

---

[237] vgl. http://de.wikipedia.org

Bewältigungsstrategien sollen vor möglichen Rückfällen nach der Therapie schützen.[238]

Die beschriebenen psychotherapeutischen Verfahren haben alle zum Ziel, gestörtes Verhalten, Fühlen und Denken zu analysieren und mit Hilfe neuer Erkenntnisse neue Wege zur Problemlösung und Lebensbewältigung zu finden.

4.4.2 Psychoanalyse

Die Psychoanalyse ist ein von Sigmund Freud (1856-1939) begründetes medizinisch-psychologisches Heilverfahren.
Die Psychoanalyse geht davon aus, dass unbewusste und unbewältigte infantile[239] Konflikte die Ursache psychischer Störungen sind und der Patient sich seiner wahren Angst nicht bewusst ist.
Dies ist zumindest teilweise auch bei Essstörungen der Fall. Ziel dieser therapeutischen Behandlung ist es, Beziehungsmuster und unverarbeitete Probleme bewusst zu machen und dadurch zu verarbeiten. Die akuten Symptome (z.B. die Sucht) und die aktuellen Probleme der Patienten werden außer Acht gelassen, da man davon ausgeht, dass sie automatisch verschwinden, wenn die Verletzungen der Vergangenheit bewältigt sind und alte schädigende Verhaltensmuster erkannt wurden.[240]
Ein wichtiges Behandlungsziel dieser Therapieform ist die Entwicklung der Ich-Identität. Ebenso soll das Selbstbewusstsein, die Anerkennung und der Ausdruck eigener Bedürfnisse und Gefühle sowie die Ablösung von den Eltern erreicht werden.

Die Mitarbeit des Patienten ist eine unabdingbare Voraussetzung für den Therapieerfolg. Wie auch bei der Verhaltenstherapie wird zu Beginn ein vorläufiges Krankheits- und Therapiemodell erstellt.
Während der Therapie wird der Patient aufgefordert, Gedanken und Gefühle zu äußern, die ihm gerade in den Sinn kommen.

---

238 vgl. Absenger 2005, S.170
239 lat. kindlich
240 vgl. Menche 2004, S.1331

Dies kann in Form von freien Assoziationen, Besprechung von Träumen oder auf nonverbaler Ebene durch das Zeichnen von Bildern geschehen.
Durch diese Methoden können dem Patienten ungelöste Konflikte aus der Vergangenheit bewusst gemacht werden und ihm helfen sich besser zu erkennen und zu verstehen.[241]

Zweifelhaft an dieser Therapieform ist jedoch, ob das alleinige Bewusstmachen und Erkennen der Ursachen, die zu der Essstörung geführt haben, zu einer Verhaltensänderung auf Dauer führen.
Anhand des Krankheitsbildes der Anorexia nervosa zum Beispiel ist es fraglich, ob es sinnvoll ist den Schwerpunkt auf frühkindliche Erlebnisse (Mutter-Kind-Beziehung) zu legen.[242]
Delesen (1997) ist der Meinung, dass „[...] Wechselwirkungen zwischen gesellschaftlichen, soziokulturellen, familiären und individuellen Bedingungen in diesem Ansatz zu wenig Beachtung finden."[243]

4.4.3 Gesprächspsychotherapie

Die Klientenzentrierte Gesprächstherapie (GT) wurde von dem Amerikaner Carl Rogers vor 50 Jahren entwickelt. Er geht davon aus, dass der Mensch von Natur aus gut ist, eine Tendenz zur Selbstverwirklichung, Wachstum, Gesundheit und Anpassung hat. Gestörtes Verhalten führt er auf falsche Lernprozesse zurück.[244]

GT-Therapeuten gehen davon aus, dass jeder Mensch mit der Fähigkeit zur Selbstentfaltung geboren wird. Um diesen Prozess zu fördern und zu unterstützen, kommt es weniger auf bestimmte Techniken an, als auf die Beziehung zwischen Therapeut und Klienten.[245]
Der Therapeut soll seinen Patienten akzeptieren, ihn mit wohlwollender emotionaler Wärme begegnen (Empathie). Es ist wichtig, dass er sich dem Klienten gegenüber eigener Wertungen und Beurteilungen enthält, ihn

---

241 vgl. Karren 1990, S.68f
242 Karren 1990, S.70
243 Delesen 1997, S.206
244 vgl. Script Modul 10
245 vgl. Kriz 2001, S.173f

verstehen und sich in seine Welt einfühlen kann. Der Therapeut soll vor allem aufrichtig sein, d.h. seinem Patienten so begegnen, wie er ist.[246]

Die Therapie bezieht sich hauptsächlich auf die Gegenwart, das „Hier und Jetzt". Der Klient wird aufgefordert sich mit seiner Gefühlswelt auseinanderzusetzen, sich von Ängsten und Zwängen zu befreien, die die Selbstverwirklichung unterdrücken. Es geht also um die Ausschöpfung des eigenen Potentials, sowie dem Wachstum der Persönlichkeit.
Gesprächspsychotherapeutische Verfahren haben sich den Aufbau der gesamten Identität des Patienten als Aufgabe gesetzt und können somit bei allen Essstörungen angewendet werden.

Nach Stahr et al. (1998) ist dieses Verfahren aber besonders für anorektische Patienten geeignet.[247]

Eine Schwachstelle der Gesprächstherapie liegt wohl darin, dass ihre Wirkung fast ausschließlich von der Fähigkeit des Therapeuten abhängt, sich in jeder Sekunde voll auf die innere Welt des Patienten einstellen zu können. Es liegt am Therapeuten, ob das Gespräch „Geplauder" bleibt oder neue Erkenntnisse bringt.

Durch das ständige Betrachten und Analysieren der sich verändernden Gefühle, kann es vorkommen, dass der Patient die Therapie als lästig, einseitig und ermüdend empfindet. Dadurch kann der Klient oder Patient den Anschein erhalten, zu wenig Hinweise und Anleitungen durch den Therapeuten zu erhalten.[248]

4.4.4 Systemische Familientherapie

Lange Zeit wurde bei der Behandlung von Essstörungen dem System Familie keine Bedeutung beigemessen und mehr oder weniger außer Acht gelassen.

---

246 vgl. Dohrenbusch, Krane 1999, S.130
247 vgl. Stahr, Barb-Priebe, Schulz 1998, S.96
248 vgl. Dohrenbusch, Krane 1999, S.134

Oftmals jedoch zeigt eine Essstörung an, dass es Probleme innerhalb der Familie gibt.

In der systemischen Familientherapie geht man davon aus, dass sich das Verhalten eines einzelnen Familienmitglieds aus den Einflüssen seines Umfelds ergibt. Der Einzelne beeinflusst durch sein Verhalten wiederum seine Umwelt, in dem Fall, seine Mitmenschen. Jeder Mensch steht also in Wechselwirkungen mit seinen Bezugspersonen.

Das therapeutische Arbeiten mit mehreren Familienmitgliedern (Eltern, Geschwistern, Kindern, Lebenspartner, Großeltern) basiert also auf der Annahme, dass die Veränderung eines Einzelnen zwangsläufig auch Einfluss auf die anderen Mitglieder einer Familie hat.

Ziel der Familientherapie ist es eventuelle krankhafte Verhaltensmuster, wie das Verleugnen und Missachten eigener Wünsche, Bedürfnisse und Gedanken, aufzudecken und zu verändern.[249]

Hippel und Pape (2001) gehen davon aus, dass Adipositas das Ergebnis vom Zusammenwirken genetischer und interfamiliärer (Bewegungsverhalten, Essverhalten) Faktoren sein kann.
Allerdings gibt es keine typische „Adipositasfamilie", aber es gibt verschiedene Muster, die in diesen Familien auftreten können. Ein am häufigsten in der Literatur beschriebenes Muster, ist die „verwöhnende Überfürsorglichkeit" durch Eltern.[250]

Auch hinsichtlich der Magersucht wurde die Bedeutsamkeit der Familie von vielen Autoren mittlerweile aufgegriffen.
Selvini Palazzoli (1986) ist der Annahme, dass psychosomatische Störungen ein Ergebnis von familiären Konflikten und Interaktionen sein können.[251]

---

249 vgl. Gerlinghoff, Backmund 1995, S.15
250 vgl. Absenger 2005, S.182
251 vgl. Stahr, Barb-Priebe, Schulz 1998, S.98

Laut Reich, Cierpka (2001) kann die Familientherapie in 3 Stufen eingeteilt werden.

Mit Hilfe der folgenden Tabelle wollen wir diese am Krankheitsbild Bulimia nervosa aufzeigen:

Phase	**Bulimie**
Phase I: **Stabilisierung** Festlegung des Therapierahmens	• Psychodynamisches Interview mit dem Patienten • Beratungsphase zur Stabilisierung des Essverhaltens • Festlegung des Rahmens der Behandlung • Konfrontation mit der Ambivalenz in Bezug auf die Behandlung/Autonomie/Abhängigkeiten • Übergang zur kombinierten Einzel- und Familientherapie
Phase II: **Konfliktlösung** Bearbeitung von dysfunktionalen Familienmustern	• Wie wurde/wird mit der Bulimie zu Hause umgegangen? • Wer hat die Bulimie zuerst bemerkt? • Welche Rolle spielt Essen/Gewicht/Diäten und Aussehen in der Familie? • Mögliche Auslöser für die Störung?
Phase III: **Reifung** Stärkung der Autonomie	• Neue Balance zwischen Autonomie und Bindung • Versöhnung und Trauerprozesse

Abb. 6[252]

[252] vgl. Absenger 2005, S.172

Ein positives Familienklima wirkt sich meist entscheidend auf einen Therapieerfolg aus. Allerdings sind Familientherapien nicht immer ausreichend und werden mit anderen Therapieformen (Einzel-, Gruppengespräche) kombiniert.
Eine Familientherapie ist auch nur dann möglich, wenn alle Angehörigen zur Mitarbeit bereit sind. Ist dies nicht der Fall, so ist eine Therapie in dieser Form nicht wirklich von Nutzen.[253]

4.5 Körpertherapeutische Ansätze

Die Körpertherapie und die Gestalttherapie gehen davon aus, dass Probleme der Gegenwart durch ungelöste emotionale Probleme oder nicht befriedigend abgeschlossene traumatische Erlebnisse (Missbrauchserfahrungen) in der Vergangenheit entstehen können. Dadurch wird der Mensch in seinem aktiven Austausch mit der Umwelt behindert und belastet.

In der Therapie geht es darum, „unerledigte" Dinge mit Hilfe von körperlichen Prozessen ins Bewusstsein zu holen und „sichtbar" zu machen. Auf diese Art und Weise sollen sie zum Abschluss gebracht und gelöst werden.[254]

Körpertherapeutische Ansätze versuchen über den Körper, Zugang zu einer Verbesserung der Befindlichkeit zu erzeugen. Hierbei steht das eigene Körpererleben der Patienten im Vordergrund, da die Betroffenen von/durch Essstörungen meist ein verzerrtes Bild von sich selbst haben.

In der Körpertherapie werden zum Erreichen dieses Ziels Entspannungs-, Bewegungs- und Tanzverfahren eingesetzt.
Die Gestalttherapie legt ihren Schwerpunkt auf das Sichtbarmachen von Gedanken, Phantasien sowie Empfindungen und bedient sich dabei den Methoden der Mal-, Ton- und Musiktherapie.
Diese soll den essgestörten Patienten helfen:

- Sensibilität und Ausdrucksfähigkeit zu fördern

---

253 vgl. Cuntz, Hillert 2003, S.102
254 vgl. Reich, Götz-Kühne, Killius 2004, S.111

- einen positiven Bezug zum eigenen Körper herzustellen und die Integration des eigenen Ichs zu ermöglichen
- ihre Gefühle und Emotionen besser kontrollieren und auszudrücken zu können
- die Verantwortung für eigenes Handeln und Nicht-Handeln und die daraus resultierenden Konsequenzen zu übernehmen
- mit Anspannungs- und Stresssituationen besser umgehen zu können

Die schöpferischen und gestalterischen Fähigkeiten können durch die kreativen Ideen wieder entdeckt oder neu entwickelt werden.
Alle kreativen Verfahren können in Einzel- und Gruppentherapien durchgeführt werden.[255]

Nachfolgend werden einige der vielen verschiedenen Methoden kurz aufgezeigt.

4.5.1 Maltherapie

Die Maltherapie ist eine Art von psychotherapeutischer Behandlung. Hier wird, wie in jeder Psychotherapie versucht, ein besseres Verständnis dem Patienten gegenüber zu bekommen.
Eine Angewohnheit der Menschen ist es, schädliche Erlebnisse, Gedanken, Gefühle usw. zu unterdrücken, um sich davor zu schützen.
Sich dadurch anbahnende dissoziale Fehlhandlungen und Störungen, sollen möglichst in einer frühen Lebensphase in gesunde Bahnen gelenkt werden.[256]

Vor allem bei Anorexia nervosa, bei der sich die Betroffenen vom Leben „weghungern“ und nur ein harter eckiger Körper zurück bleibt, ist die Maltherapie ein wichtiges Instrument zur Besserung der Symptome.
Klitzke-Pettener (1998) ist der Meinung, dass es darum geht, „[...] im fühlenden Umgang mit der Farbe die Seele wieder aus ihrer Erstarrung, Verdunkelung

255 Absenger 2005, S.201
256 vgl. Feiereis, Sudau 1996, zit.in Herzog, Munz, Kächele 1996, S.93

und ihrem Desinteresse zu erlösen, sie zu weiten, zu beleben und ihr die ganze Vielfalt der Gefühle wieder zugänglich zu machen."[257]

Ob man „gut oder schlecht" malen kann spielt keine Rolle, sondern das man malt ist der wichtigste Aspekt. Dadurch kann man mit seinen Gefühlen in Kontakt kommen und die Patienten durch das Zeichnen indirekt zum Reden zu bringen.

Blockaden und Ängste sollen sich durch diese Therapie lösen, gleichzeitig sollen Lebensfreude, Interesse an der Umwelt und Selbstbewusstsein wieder geweckt werden.[258]

4.6 Musiktherapie

In der Musiktherapie werden krankhafte psychische Zustände mit Hilfe von Musik behandelt und emotionale Prozesse ausgelöst und aktiviert.

Tarr-Krüger (1989) ist der Meinung, dass bei an Bulimie Erkrankten diese Therapie erfolgreich zu sein scheint. Laut ihr ist die Musik die Sprache der Seele.

Bei bulimischen Patienten ist diese „Sprache" gestört oder verloren gegangen. Sie erleben ihren Körper nicht als Einheit, sondern nur als Fassade und Hülle. Innerlich tobt ein Kampf.

Die krankmachenden Einstellungen sollen durch die Musik hörbar und erlebbar gemacht werden.

Mit Hilfe der Musiktherapie soll das Interesse an der Umgebung wieder erweckt sowie Aktivitäten in angenehmer Form angeregt
werden. Dies soll dazu führen, dass das Selbstwertgefühl steigt.

Ebenso kann durch gemeinsames Musizieren soziales Zusammenwirken gefördert werden.[259]

4.6.1 Tanz- und Bewegungstherapie

Die Tanztherapie ist eine körperorientierte Methode der Psychotherapie.

---

257 Klitzke-Pettener 1998, zit.in Bissegger et. al 1998, S.71
258 vgl. Klitzke-Pettener 1998, zit.in Bissegger et.al. 1998, S.71
259 vgl. Tarr-Krüger 1998, S.23ff

Grundlage der Tanztherapie ist die Möglichkeit der Selbstdarstellung und Kommunikation durch Tanz.
Gefühle wie Trauer, Angst, Freude, Wut oder Phantasien und Erlebnisse können tänzerisch gezeigt werden.
Hier wird durch Bewegungen die psychisch-physische Einheit des Individuums und damit die Integrations- und Heilungsprozesse gefördert. Angesetzt wird im „Hier und Jetzt“, wobei in den bewegten Dialogen auch Situationen aus früheren Erlebnissen enthalten sein können.[260]
Zu der Tanz- und Bewegungstherapie gehören neben der Arbeit am Bewegungsrepertoire und am Ausdruck, die Bewegungsdiagnostik, Körper- und Energiearbeit sowie die Erweiterung der Wahrnehmungsfähigkeit.

Wie bei der Maltherapie geht es auch hier nicht um das Können, sondern um ein Gespür für harmonische Bewegungen zu erlangen.
Allerdings gilt sie auch als ein Instrument um Aggressionen und Ängste abzubauen.
Oftmals werden die Patienten aufgefordert, mit den Füssen aufzustampfen o.ä., um sich von eventuellen momentanen Stresssituationen und unterdrückten Konflikten zu befreien.[261]

4.6.2 Entspannungstechniken

Neben den bereits oben genannten Körpertherapien, ist das Erlernen von Entspannungstechniken ein wichtiges Standartverfahren bei psychosomatischen Erkrankungen. Diese Techniken werden im Rahmen der Psychotherapie bei der Behandlung von Essstörungen eingesetzt.
Zwei der bekanntesten Verfahren zur Entspannung und zum Stressabbau sind Autogenes Training (AT) sowie Progressive Muskelentspannung (PME).

Autogenes Training wurde vom Berliner Psychiater Johannes Heinrich Schultz entwickelt, am 30. April 1927 erstmals vorgestellt und 1932 in seinem Buch „Das autogene Training“ publiziert. Heute ist das autogene Training eine weit

---

260 vgl. Reich, Götz-Kühne, Killius 2004, S.113
261 vgl. Absenger 2005, S.208

verbreitete und anerkannte Methode, um Stress und psychosomatische Störungen zu bekämpfen.
Die progressive Muskelentspannung (PME) wurde vom US-amerikanischen Arzt Edmund Jacobson in den 20er Jahren des vergangenen Jahrhunderts entwickelt. Jacobson hatte bei seinen Patienten beobachtet, wie psychische Belastungen und Muskelverspannungen sich gegenseitig verstärken können. Aus dieser Erkenntnis heraus entwickelte er ein Verfahren zur Lockerung der gesamten Muskulatur, denn körperliche Entspannung führt zu psychischer Entspannung. Die Wirkung beruht auf einer Wechselbeziehung zwischen beiden Faktoren. Die Technik wird auch als "progressive Relaxation" bezeichnet.

AT basiert auf Autosuggestion[262] die eine körperliche Selbstentspannung zur Folge hat.
PME dagegen basiert auf systematischer Muskelan- bzw. Entspannung.
Beide Verfahren gehen von einer „Körper-Seele-Einheit" aus und haben körperliche und seelische Entspannung zum Ziel.
Sie sollen zur allgemeinen Entspannung und Beruhigung beitragen.
Beide Verfahren können sich positiv auf Kopfschmerzen, Migräne, Nervosität, etc. auswirken. Es ist ebenso möglich, dass sie sich positiv auf die Heilung von körperlichen/organischen, psychosomatischen sowie neurotischen Erkrankungen/Störungen auswirken können.

Im Fall von Essstörungen helfen diese Techniken bei

- Stressabbau, der durch das Essen, bzw. Nicht-Essen entsteht
- Körperwahrnehmungsveränderungen
- Selbstruhigstellung
- Leistungssteigerung
- Besserer Umgang mit Emotionen und Affekthandlungen

262 Prozess zum Training des Unterbewusstsein

Beide Methoden sind schnell und einfach zu erlernen, sind gut kombinierbar mit anderen psychotherapeutischen Methoden und erzielen gute Erfolge bei der unterstützenden Behandlung von Essstörungen.[263]

4.7 Dauer, Kosten und Erfolge der Behandlungen

Die Dauer der Behandlung richtet sich vor allem nach der Anamnese, also wie lange die Krankheit schon andauert und wie stark die Ausprägung ist. Demzufolge wird entschieden, ob eine Kurzzeit- oder Langzeittherapie nötig ist. Realistisch ist jedoch ein Zeitraum von etwa 1 bis 4 Jahren anzusehen, da die Krankheitsbilder wie Anorexie oder Bulimie sich auch über einen längeren Zeitraum entwickelt haben.

Die verschiedenen Therapien entsprechen einer Entwicklung, bei der auch immer wieder Rückschläge vorkommen können.
Das Zielgewicht kann in wenigen Wochen schon erreicht werden, nicht allerdings die Einsicht in Entstehungsmechanismen beziehungsweise eine Änderung des gestörten Verhaltens. Zudem haben Magersüchtige mit rasch ansteigender Gewichtskurve während der Therapie eine eher schlechte Prognose.
Letztendlich kommt es vor allem auf die Einsicht des Patienten, und seine Bereitschaft zur Mitarbeit an. Ohne diese zwei Aspekte kann eine Therapie weder auf kurz- bzw. langfristiger Sicht erfolgreich sein.[264]

Die Kosten für eine ambulante oder stationäre Behandlung übernimmt je nach Versicherungsstand und Dringlichkeit der Behandlung, der Rentenversicherungsträger, die Krankenkasse oder das Sozialamt.
Die Kostenübernahme muss vor Beginn einer Behandlung geklärt sein. Grundvoraussetzung ist ein ärztlicher Bericht des behandelnden Arztes, der bestätigen muss, dass eine Essstörung vorliegt und eine Therapie notwendig ist.
Beratungsstellen für Essstörungen können bei der Klärung der Kostenübernahme behilflich sein.

---

[263] vgl. Absenger 2005, S.202
[264] vgl. Reich, Götz-Kühne, Killius 2004, S.107

Bei den gesetzlichen Krankenkassen erfolgt eine abschließende Entscheidung durch den medizinischen Dienst.
Bei privaten Krankenkassen gelten unterschiedliche Regelungen, die der Betroffene dort vorab erfragen sollte.[265]

Eine grundlegende Verbesserung der Symptome, wie Abmagern, Diät halten, ständiges Essen sowie anfallartiges Essen und anschließendes Erbrechen, ist meistens nur mit Hilfe eines langwierigen therapeutischen Prozesses möglich.
Um eine komplette Symptomreduktion oder Symptomfreiheit zu erreichen oder aber eventuellen Rückfällen vorzubeugen, ist es wichtig, dass der Betroffene erkennt, welche Funktion die Essstörung in seinem Leben darstellt. Ohne diese Erkenntnis ist es meist nicht möglich, geheilt oder zumindest symptomfrei zu leben.[266]
Dennoch können Rückfälle nie ausgeschlossen werden. In solchen Situationen kommt es dann nur darauf an, wie man mit ihnen umgeht und ob es dem Betroffenen gelingt, das in der Therapie Gelernte auch umzusetzen.[267]

5 Prävention von Essstörungen

„Vorbeugen ist besser als Heilen!"
Diese vielleicht auch schon etwas veraltete Aussage ist und bleibt unbestritten.
Die wissenschaftliche Literatur lässt besonders beim Thema Essstörungen keinen Zweifel an der Wichtigkeit von vorbeugenden Maßnahmen.
Essstörungen sind, wie bereits festgestellt, hauptsächlich in der westlichen Industriegesellschaft vorkommende Krankheitsbilder. Sie gehören zu den häufigsten psychischen Erkrankungen der heutigen Zeit.
Während bei Krebs schon seit Jahrzehnten nach einem Heilmittel gesucht wurde, begann man erst in den letzten Jahren verstärkt nach Möglichkeiten zur Vorbeugung und Vermeidung von Essstörungen nachzudenken und zu forschen.
Bei Präventionsarbeit geht es im Wesentlichen darum, vorbeugend zu arbeiten oder zumindest die Zahl der Neuerkrankungen zu senken.[268]

---

265 www.bzga-ernaehrung.de
266 Osterloh-Schäfer, Vogelbach-Woerner 2006, S.39
267 Tuschen-Caffier, Florin 2002, S.51

5.1 Zum Begriff der Prävention

Unter dem Begriff Prävention versteht man unterschiedliche Maßnahmen, die häufig nicht klar voneinander abgrenzbar sind. Dazu zählen unter anderem Vorsorge, Vermeidung, Prophylaxe, Früherkennung, Gesundheitsschutz bis hin zur Gesundheitserziehung und Gesundheitsförderung.[269]

„Der Begriff Prävention wird abgeleitet aus dem Lateinischen und bedeutet übersetzt „zuvorkommen", „verhüten". Er bezeichnet vorbeugende Maßnahmen um ein unerwünschtes Ergebnis oder eine unerwünschte Entwicklung zu vermeiden."[270]

Präventive Arbeit ist zu unterschiedlichen Zeitpunkten einer Erkrankung einsetzbar.
Sie wird nach Caplan (1964) in drei verschiedene Stufen unterteilt.

- Primäre Prävention
- Sekundär Prävention
- Tertiäre Prävention

In der primären Prävention geht es darum, gesundheitsfördernde Maßnahmen zu ergreifen, um die Erkrankung zu verhindern. Krankheitsauslösende Faktoren sollen frühzeitig erkannt werden, bevor es zu einer Gesundheitsstörung kommt.

In der sekundären Prävention soll durch eine Früherkennung und frühzeitiger Behandlung, eine Chronifizierung und Unheilbarkeit der Erkrankung vorgebeugt werden. Der Krankheitsprozess soll verlangsamt oder gestoppt werden.

Als tertiäre Prävention wird die Verhinderung einer weiteren Verschlechterung des Gesundheitszustands bei bereits aufgetretenen Symptomen bezeichnet. Die Lebensqualität soll in dieser Phase stabilisiert oder gegebenenfalls verbessert werden.

---

[268] vgl. Gerlinghoff, Backmund 2000, S.103
[269] vgl. Michel 2004, zit. in Schwarzer 2004, S.57f
[270] www.wikipedia.de

Diese umfasst Maßnahmen der Rehabilitation, Nachsorge und Rückfallprophylaxe.[271]

Reine Aufklärungen über die Gefahren von essgestörtem Verhalten sind meist nicht ausreichend, da die Betroffenen sich der Gefahren ihrer ungesunden Ernährungsweise sehr wohl bewusst sind.

Um langfristige Erfolge zu erzielen, müssen alle drei Ebenen in die Präventionsarbeit integriert werden.
Außerdem ist es wichtig, dass die Aufklärungs- und Präventionsarbeit nicht nur einseitig erfolgt.
Bislang richten sich die meisten Präventionsansätze allerdings mehr an Schüler und Schülerinnen.
Prävention muss aber, wenn sie erfolgreich sein sollte, auf möglichst breiter Basis stattfinden.
Die folgenden Zielgruppen sollten in Präventionskonzepte verstärkt mit einbezogen werden:[272]

Eltern:
Die Ursachen für Essstörungen liegen meistens in der Familie.
Eine Aufklärung von Eltern ist daher besonders wichtig, da sie unter anderem eine Vorbildfunktion haben.

LehrerInnen und ErzieherInnen:
Essstörungen bleiben oft lange unerkannt. Gerade pädagogische Fachkräfte sollten aber in der Lage sein, Essstörungen frühzeitig zu erkennen und adäquat zu handeln.

TrainerInnen:
TrainerInnen im Bereich Sport und Tanz sind oftmals an der Entstehung von Essstörungen beteiligt, da sie Jugendliche zum Abnehmen anhalten. Gerade diese Gruppe von Lehrkräften sollte also gut informiert und um einen verantwortungsvollen Umgang mit dem Thema bemüht sein.

---

271 vgl. Michel 2004, zit. in Schwarzer 2004, S.58f
272 vgl. Striegel-Moore 1989; zit.in Kämmerer, Klingenspor 1989, S.143ff

MedizinerInnen:
Viele Essgestörte suchen Ärzte auf, ohne den tatsächlichen Grund ihrer Beschwerden zu nennen. Das macht ein frühzeitiges Erkennen von Essstörungen oft sehr schwer. Besonders MedizinerInnen sollten also gut informiert und sensibel im Umgang mit Essstörungen sein.[273]

Die Einbeziehung des sozialen Umfelds stellt einen wichtigen Punkt dar, da aus ihr diverse Risikofaktoren resultieren können.

5.2 Bestimmung der Risikofaktoren und deren Reduzierungsmöglichkeiten

Gezielte und wirksame Prävention ist nur möglich, wenn man die Ursachen und Entstehungsmechanismen für Essstörungen erkannt hat und versucht gegen diese frühzeitig vorzugehen oder vorzubeugen.

Wie allerdings schon festgestellt, gibt es keine einfache Antwort auf die Fragen nach den genauen Entstehungsmechanismen.
Die Gründe für Essstörungen können sehr vielfältig sein. Sie liegen im persönlichen, familiären, sozialen und biologischen Bereich. Wenn jemand eine Essstörung entwickelt, kommen viele Faktoren zusammen, z.B. geringes Selbstwertgefühl, Selbstzweifel, Leistungsdruck, Versagensängste, familiäre Probleme und Belastungen und der Druck unter Gleichaltrigen.

An den genetisch-biologischen Faktoren, die bislang umstritten sind, kann man zumindest heute noch nichts ändern.

Realistischer ist es zu überlegen, wie man die soziokulturellen, familiären und gesellschaftlichen Risikofaktoren, die zu einem krankhaften Essverhalten führen können, vermeiden oder reduzieren kann.
Striegel-Moore (1989) sieht hierfür zwei wichtige Aspekte in der präventiven Arbeit.
Der erste Aspekt stellt die Minimierung von gegebenen Umwelteinflüssen dar.

---

273 www.bzga.de

Die bewussten und unbewussten Botschaften über Schönheit, Schlankheit und Attraktivität, die den Menschen in der westlichen Gesellschaft tagtäglich überfluten, sollten durch den Gesetzgeber reguliert werden. Es ist allerdings anzunehmen, dass diese Maßnahme auf Widerstand stoßen würde, insbesondere bei der Fitness- oder Schönheitsindustrie.

Der zweite Aspekt nach Striegel-Moore ist die Stärkung der Widerstandkraft von betroffenen Risikogruppen.[274]

Frau Dr. Elisabeth Pott, Direktorin der Bundeszentrale für gesundheitliche Aufklärung vertritt folgenden Ansatz:
„Es hat sich in der Prävention von Essstörungen gezeigt, dass gerade im Vorfeld und in der Anfangsphase dieser Erkrankungen die Aufmerksamkeit und die richtige Unterstützung durch das soziale Umfeld entscheidenden Einfluss auf deren Verlauf nehmen kann. Deshalb kommt auch der Qualifizierung von Beratungskräften eine zentrale Bedeutung in der Prävention von Gesundheitsstörungen zu."[275]

Allerdings sollte in der präventiven Arbeit mit Kindern und Jugendlichen nicht die Arbeit mit Betroffenen im Vordergrund stehen, sondern hier muss an die allgemeinen Lebenssituationen, Wünsche und Träume der Kinder und Jugendlichen angeknüpft werden. Diese sollten nach Möglichkeit erlebnis- und prozessorientiert sein.
Zum einen kann sich der Thematik Essen und Essverhalten zugewendet werden.
Es geht also darum, eigenes Essverhalten und eigene Essgewohnheiten zu reflektieren, sich mit Begriffen wie gesunde Ernährung, Diäten, Heißhunger, Jojo-Effekt usw. auseinander zu setzen und deren mögliche Risiken zu erkennen.
Hierbei ist es besonders wichtig, die sozialen und emotionalen Funktionen des Essens (oder Nicht-Essens) zu erkennen.

---

274 vgl. Striegel-Moore 1989, zit.in Kämmerer et al. 1989, S.142f
275 www.bzga-essstoerungen.de

Zum anderen geht es um die Stärkung von allgemeinen Schutzfaktoren, die zur Verhinderung einer Entwicklung von Essstörungen beitragen können.

Inhalte in der Prävention von Essstörungen können sein:

- Entwicklung eines Bewusstseins dafür, wie Schönheitsideale entstehen, dass sie historisch und kulturell unterschiedlich sind, sich verändern und sehr relativ sein können
- Medienbotschaften sollten kritisch hinterfragt werden und man sollte lernen, eigene Maßstäbe in Bezug auf die Körperwahrnehmung zu entwickeln
- Wichtig ist es, die eigenen Stärken und Schwächen sowie den Körper zu erkennen bzw. zu akzeptieren und die eigenen Fähigkeiten und Talente zu fördern
- Selbstvertrauen und Selbstwertgefühl, Kommunikations-, Kooperations- und Konfliktfähigkeit sollten gestärkt und gefördert werden
- Das Erlernen von Stressbewältigungs- und Entspannungsstrategien kann förderlich sein, um mit Konfliktsituationen besser umgehen zu können
- Kennenlernen von Möglichkeiten der Hilfe und Unterstützung in schwierigen Situationen.[276]

Zu einem ganzheitlichen Präventionsprogramm gehören also zusammenfassend:

- Instruktion über schädliche Auswirkungen von ungesunden, gewichtsregulierenden Verhaltensweisen
- Vermittlung von Wissen über unproblematische Verhaltensweisen, im Zusammenhang mit Ernährung und sportlicher Aktivität
- Entwicklung von Bewältigungsstrategien, um den verschiedenen soziokulturellen Einflüssen zu widerstehen, welche mit dem gegenwärtigen Zwang zum Dünnsein und Diätverhalten

[276] vgl. Lützenkirchen 1999, S.126ff

verknüpft sind und um mit psychischen Belastungen und Anforderungen adäquat umzugehen.[277]

5.3 Projekte zur Arbeit bei Essstörungen und deren Möglichkeiten zur Umsetzung

Obwohl auffälliges Essverhalten und Essstörungen bei Jugendlichen schon seit Jahren bekannt sind und die Zahlen von Betroffenen weiterhin steigen, sind bis heute nur verhältnismäßig wenig spezifische Präventionsprogramme ausgearbeitet worden.
Die ernstzunehmenden physischen und psychischen Beeinträchtigungen der Gesundheit durch Essstörungen, macht wirksame Abhilfe dringend notwendig.[278]

Man fand heraus, dass in Präventionsprojekten prozessorientiert gearbeitet werden muss. Das bedeutet, äußerst flexibel und sensibel.
Es gibt mittlerweile mehrere Projekte, die sich gezielt mit der Prävention von Essstörungen beschäftigen.
Zwei davon werden im Folgenden näher erläutert.

5.3.1 Projekt „BodyTalk"

Das Frankfurter Zentrum für Ess-Störungen wurde 1986 ins Leben gerufen. Diese Einrichtung bietet ein umfangreiches Angebot an Präventionsmaßnahmen, Weiterbildungen sowie Beratungen und Behandlungen von gestörten Essverhalten an.

Wie schon festgestellt sind gerade Kinder und Jugendliche besonders anfällig für Markenbotschaften und das durch die Medien vermittelte allgemeine Verständnis von Schönheit. Der entstehende soziale und mediale Druck, wenn der eigene Körper nicht dem gängigen Idealbild entspricht, kann zu einer erheblichen Verunsicherung und Selbstwertproblematik führen.

---

277 www.bzga-essstoerungen.de
278 vgl. Westendorf-Bröring 2004, S.5

Daraus resultieren häufig Diäten schon von früher Jugend an. Diese Entwicklung erhöht das Risiko für essgestörtes Verhalten.

Aus diesen Gründen haben das Frankfurter Zentrum für Ess-Störungen und die Körperpflegeserie Dove[279] das Präventionsprogramm „BodyTalk“ entwickelt. Das Workshop-Handbuch wurde von der Eating Disorder Association, Großbritannien und der „Dove Aktion für mehr Selbstwertgefühl“ gemeinsam entwickelt.
Seit Herbst 2005 werden in ganz Deutschland unter dem Namen „BodyTalk" kostenlose Präventions-Workshops an Schulen durchgeführt, die den jungen Menschen ein gesundes Selbstwertgefühl und einen selbstbewussten, kritischen Umgang mit Schönheitsnormen vermitteln sollen. Es geht vor allem um die Auseinandersetzung der Mediendarstellungen mit Hilfe von Foto- und Filmmaterial. Dies kann zum Beispiel in Form von Diskussionsrunden durchgeführt werden.

Auch die Lehrer erhalten Info- bzw. Lehrmaterial in Workshops zur Gesundheitsförderung und Prävention von Essstörungen. Desweiteren werden sie geschult gestörtes Essverhalten und andere Probleme frühzeitig zu erkennen und gegebenenfalls rechtzeitig intervenieren zu können.
„BodyTalk“ ist ein Gruppenworkshop, der sich auf eine Teilnehmerzahl von maximal 30 Schülern beschränkt. Der Workshop dauert 2 Schulstunden.[280]

5.3.2 Projekt „Korrekt Kochen!“

Ein weiteres Präventionsprojekt was vorgestellt wird, ist der Kochworkshop „Korrekt Kochen!“ für Jugendliche und mit Jugendlichen.
Es handelt sich hierbei um eine gesundheitsfördernde Präventionsmaßnahme, deren Konzept gemeinsam mit Ernährungswissenschaftlern entwickelt wurde.
Die Leitung des Projekts unterliegt dem gemeinnützigen Verein Powerbreak e.V.

---

279 Dove sendet außerdem verschiedene Werbespots im Fernsehen, Plakaten und Zeitschriften, mit dem Namen „Keine Models – aber straffe Kurven.“

280 vgl. www.essstoerungen-frankfurt.de

Der Koch-Workshops soll Jugendlichen helfen einen Bezug zum gesunden Essen herzustellen und ihnen allgemeines Wissen zu einer selbständigen und gesundheitsorientierten Ernährung zu vermitteln.
Die Workshops werden für Schülerinnen und Schüler der 6. - 9. Klasse weiterführender allgemeinbildender Schulen angeboten und finden jeweils an einem Vormittag statt. Pro Schuljahr können vier bis sechs dieser Workshops an einer Schule durchgeführt werden. Das Projekt sollte über mehrere Schuljahre als Kooperationsprojekt zwischen einer beruflichen und einer allgemeinbildenden Schule veranstaltet werden.

Die Teilnehmer werden hier von anderen Schülern des Berufsfelds Hauswirtschaft und Ernährung angeleitet, betreut und unterstützt.
Hierbei spielt der Ansatz der „Peer Education“[281] eine wichtige Rolle.
Die in Teams eingeteilten Schüler lernen an Lernstationen Grundkenntnisse zur Ernährung und Hauswirtschaft. Es werden unter anderem Vorspeisen, Hauptspeisen und Dessert zubereitet. Nach dem Kochen ist es wichtig, dass gemeinsam gegessen wird.[282]

Anhand dieser zwei Beispiele lässt sich erkennen, dass präventive Workshops wichtig und sinnvoll sind. Sie bringen den Jugendlichen gesunde und ausgewogene Ernährung näher. Außerdem helfen sie ihnen gängige Normen und Werte zu hinterfragen und mit Gefühlen, Konflikten und schwierigen Situationen besser umgehen zu können.
Somit tragen sie zur Prävention und frühzeitigen Erkennung von Essstörungen bei.

5.4 Eigene Überlegungen zu Präventionsarbeit

Neben dem zunehmenden Problemen der heutigen Gesellschaft (Arbeitslosigkeit, zunehmende Isolation sowie der gesteigerte Gewalt- und Drogenmissbrauch), stellen die sich häufig im Jugendalter manifestierenden Essstörungen (z.B. Anorexia nervosa, Bulimia nervosa, Binge-Eating-Disorder,

281 Peer Education: die Schulung von Kindern und Jugendlichen untereinander und füreinander - hauptsächlich im Bereich der Prävention
282 www.powerbreak.de

latente Esssucht) ein immer größer werdendes Problem dar. Bereits im Grundschulalter gibt es eine wachsende Anzahl adipöser Kinder.

Dies liegt unter anderem an den sozialstrukturellen Veränderungen in den Familien, da meist beide Elternteile erwerbstätig sind. Daraus ergibt sich, dass viele Kinder und Jugendliche nach der Schule auf sich allein gestellt sind. Selten ist eine Bezugs- oder Vorbildperson vorhanden, die ihnen Grenzen und Strukturen vorgibt. Videospiele, Fernsehen, ungesunde und einseitige Ernährung gehören zum Alltag. Fast Food wie McDonalds, Tiefkühlpizza, Süßigkeiten und ungesunde Snacks stehen auf dem täglichen Speiseplan der „Kids".
Die eben genannten Tatsachen sind Gründe für eine veränderte Esskultur in unserer schnelllebigen Gesellschaft. Oftmals ist die Entwicklung eines ungezwungenen Essverhaltens bei Kindern aufgrund dieser Tatsachen nicht gegeben.

Aus der genannten Problematik können Fehlentwicklungen entstehen, denen es gilt rechtzeitig vorzubeugen.

Kinder müssen ein besseres Essverhalten mit auf den Lebensweg bekommen und gesunde Ernährung als etwas Selbstverständliches erleben.

Daher ist präventive Arbeit bereits bei Kindern im Kindergartenalter eine sinnvolle Maßnahme.
Eigenverantwortliches und ungezwungenes Essverhalten sollte schon früh gefördert werden. Dies kann durch Schulung von Körper- und Sinneswahrnehmungen stattfinden.
Spielerisch sollten die Kinder an eine gesunde Ernährung herangeführt werden.
Ein tägliches selbst gemachtes gesundes Frühstück in Form von Müsli, frischem Obst, Gemüse, Vollkornprodukte und zuckerfreien Säften sollten von Anfang an auf dem Tagesplan stehen.
Besonders wichtig ist hier, dass auch die Eltern aufgeklärt werden und in diesem Programm zur aktiven Mitarbeit aufgefordert werden.

So kann den Kindern von Grund auf gesunde und ausgewogene Ernährung anerzogen, beziehungsweise erlernt werden.

Prävention und Gesundheitsförderung darf jedoch nicht mit der Kindergartenzeit aufhören, sondern sollte auch in den Schulen integriert und umgesetzt werden.

Die Schule wird als eine der wichtigsten Instanzen bei allgemeiner Gesundheitsförderung gesehen. Ein großer Teil der Bevölkerung ist dort über viele Jahre hinweg erreichbar.
Hier muss ebenso Wert darauf gelegt werden, dass die Jugendlichen ihr Verständnis für Gesundheit verbessern und Entscheidungen bewusster treffen.

Präventive Angebote sollten als reguläre Unterrichtsfächer angeboten werden. Zum Stundenplan sollten Ernährungslehre, gesundes Kochen, Theatergruppen, Musik- und Bewegungskurse, sowie Entspannungstechniken gehören.

Das Angebot des Essens und Trinkens an den Schulen ist ein ganz bedeutender Aspekt und sollte überdacht werden.
Wichtig wäre hier eine Reduktion des Angebotes stark zuckerhaltiger Limonaden, die Erweiterung des bestehenden
Angebotes von Wasserspendern, Mineralwasser und Fruchtsäften.
Stark fett- und zuckerhaltige Snacks sollten nicht mehr angeboten werden. Wie schon im Kindergarten, sollte man auch hier für gesunde Alternativen sorgen.
Schüler und Schülerinnen sollten verpflichtet werden, sich am Zubereiten der eigenen Mahlzeiten zu beteiligen.
Sinnvoll wäre es besonders bei den Klassen zwischen 1-6 ein gemeinsames Frühstück, wie im Kindergarten erlernt, beizubehalten.

Für die Jahrgangsstufen 7-10 sollte ein ausgewogenes selbst zubereitetes Mittagessen Pflicht sein.

Alternativen zum regulären Schulsport sollten eingeführt werden. Hier könnten die schon bei der Therapie genannten Entspannungsverfahren eingesetzt werden. Insbesondere die progressive Muskelentspannung könnte hilfreich

sein, dass sich die Schüler und Schülerinnen körperlich und geistig entspannen können.
Autogenes Training, progressive Muskelentspannung und das Bochumer Gesundheitstraining[283] können dabei helfen, die eigene Identität sowie das Selbstvertrauen zu stärken. Diese sind wichtige und notwenige Entwicklungsprozesse für Kinder und Jugendliche, ohne die es zu eventuellen Fehlentwicklungen, wie Essstörungen, kommen kann.
Das Bochumer Gesundheitstraining bedient sich dazu verschiedener Übungen und Fragebögen.
Desweiteren sollten die Unterrichtsfächer wesentlich besser auf die Persönlichkeitsbildung und die Zukunft der jungen Menschen zugeschnitten werden. Wichtig wären hier unter anderem mehr Praktika in verschiedenen Berufsbranchen und weiterführende, fördernde und vertiefende Module, die den Schülern zur Wahl stehen. Dies soll helfen ihnen das Selbstvertrauen in eigene Kenntnisse, Wünsche und Stärken zu vermitteln.
Lernschwächeren und jüngeren Schülern sollten Hausaufgabenbetreuung, Förderkurse und Gruppennachhilfe angeboten werden.

Für alle Jahrgansstufen ist es erforderlich, dass den Schülern ein/e ausgebildete/r Sozialpädagoge/Inn zur Verfügung steht.
Dieser Pädagoge soll als Vertrauens- und Bezugsperson fungieren und Weiterbildungen in Gesundheitsförderung sowie Prävention für Lehrer und Schüler gleichermaßen übernehmen.
Desweiteren sollte er/sie Anzeichen von möglichem Fehlverhalten oder Fehlentwicklungen frühzeitig erkennen und wenn nötig helfend einschreiten.

All diese genannten Maßnahmen sollten kombiniert und in allen Schulen eingesetzt werden.

Zusammenfassung

In unserer Arbeit haben wir uns mit dem momentan sehr in der Öffentlichkeit stehenden Thema „Essstörungen“ auseinandergesetzt.

---

[283] ganzheitliches Trainingsprogramm für Körper und Geist auf schulmedizinischer Basis

Wir haben versucht darzulegen, inwiefern mögliche Ursachen, wie sich das sich stetig wandelnde Schönheitsideal, die gesellschaftlichen Normen und Werte, die familiären Einflüsse etc. im Kontext zu gestörtem Essverhalten stehen.
Ebenso war uns wichtig, die verschieden Arten der Therapie näher zu beleuchten und die Bedeutung der präventiven Arbeit darzulegen und auszuführen.
Für uns ergaben sich daraus folgende Schussfolgerungen:

1) Schönheitsideale gibt es seit jeher.
Ob es nun die runden prallen Formen im Barockzeitalter, ein in ein Korsett gezwängter Körper zu Rokokozeiten, die knabenhafte Figur in den 20er Jahren des 20. Jahrhunderts oder die bohnenstangen ähnliche Figur in den 60er Jahren war, immer versuchten Frauen diesen Idealbildern nachzueifern.
Dies zeigen auch die Berichte aus der Vergangenheit, da schon im 18. Jahrhundert von den diversen Essstörungen gesprochen wurde.

Daraus wird ersichtlich, dass es kein allgemein gültiges Schönheitsideal gibt. Was für den einen Menschen als schön gilt, muss dem Anderen noch lange nicht gefallen.
Wichtiger wäre es, ein gesundes und normales Körperbewusstsein zu entwickeln, zu den kleinen „Problemzonen" des eigenen Körpers zustehen und nicht von vorgegebenen Idealen beeinflussen zu lassen.

2) Zusammenfassend kann festgehalten werden, dass alle von Essstörungen Betroffenen wenig Zugang zu ihren eigenen Gefühlen und Bedürfnissen haben. Sie sind in der Regel nicht konfliktfähig. Statt Ärger und Konflikte nach außen zu tragen, verhalten sie sich selbstschädigend ihrem eigenen Körper gegenüber.
Daraus ergibt sich folgendes Bild:
Anorexia nervosa, Bulimia nervosa, Adipositas und die noch unterschätzte Binge-Eating-Disorder sind Krankheitsbilder mit gravierenden körperlichen und psychologischen Folgeerscheinungen.

Somit sind sie keine Modekrankheiten unseres Jahrhunderts, sondern ernstzunehmende, schwerwiegende Erkrankungen mit Suchtcharakter. Auch Orthorexie, latente Adipositas und gezügeltes Essverhalten sind nicht zu unterschätzende Erscheinungsformen von gestörtem Essverhalten.

3) Gesellschaftlich-soziokulturelle Einflussfaktoren stellen den schwerwiegendsten Grund für die Entstehung von Essstörungen dar. Die Vorgabe von Aussehen und Erscheinungsbild werden von den meisten Menschen nicht hinterfragt, sondern so angenommen, wie sie dargestellt werden. Es ist wie ein Kreislauf. Eltern werden durch die gängigen Normen und Werte geprägt und beeinflussen dadurch auch ihre Kinder. Ein gestörtes Verhältnis zur eigenen Person, Selbstzweifel, Minderwertigkeitskomplexe und das Streben nach Anerkennung sowie starke Selbstkritik können die Folge sein. Diese gestörte Sicht des eigenen Ichs kann unter anderem zu Essstörungen führen.
Doch können nicht gesellschaftliche Einflussfaktoren allein für essgestörtes Verhalten verantwortlich gemacht werden.
Alle Essstörungen haben verwandte, wenn auch nicht unbedingt identische Ursachen.
Mögliche genetische Voraussetzungen und eventueller sexueller Mißbrauch können ebenso Ursachen oder auslösende Faktoren für Essstörungen sein.
Die Entstehung von Essstörungen ist multifaktoriell bedingt.

4) Obwohl die Motive der Erkrankten sich ähneln, gibt es doch Unterschiede. Viele Magersüchtige streben nach Autonomie und versuchen sich mit Hilfe ihrer Krankheit geistig gegenüber ,,schwachen“ Mitmenschen abzugrenzen. Bulimiker geben sich anders als sie sind und zeigen nur eine unechte Fassade ihres eigenen Ichs.
Binge-Eating Erkrankte und Adipöse bauen durch vermehrte Nahrungsaufnahme einen undurchdringlichen körperlichen Schutzwall auf und versuchen so, eventuellen Konflikten aus dem Weg zu gehen.

Aufgrund der verschiedenen Krankheitsbilder und deren Ursachen müssen individuelle Therapiepläne erarbeitet werden.
Rein auf Gewichtzunahme und -abnahme basierende Therapien sind nicht erfolgversprechend.
Eine auf Dauer erfolgreiche Therapie sollte immer Komponenten aus der Verhaltenstherapie, der Gesprächspsychotherapie, der Familientherapie sowie körpertherapeutischen Verfahren beinhalten.

5) Um Essstörungen von Grund auf vorzubeugen, ist präventive Arbeit, ob nun auf primärer, sekundärer oder tertiärer Ebene unabdingbar. Wie schon festgestellt, kann mit präventiver Arbeit nicht früh genug begonnen werden, da bereits der Grundstein für essgestörtes Verhalten in der Kindheit gelegt wird. Nur eine von Beginn an funktionierende Aufklärung über gesundes und schädigendes Essverhalten kann vorbeugend wirksam und erfolgreich sein.
Bei der präventiven Arbeit müssen alle Instanzen, also Eltern, Lehrer, Peergroups, Erzieher etc. zwingend mit einbezogen werden. Denn nur mit einem ganzheitlichen Konzept ist es möglich, langfristige Erfolge zu erzielen.

Die von uns im Vorwort gestellten Fragen versuchen wir nun im Folgenden zu beantworten.

- Woran liegt es, dass hauptsächlich Frauen an einer Essstörung erkranken?

Heute, wie auch schon jahrhundertelang, gilt Schönheit als weibliche Eigenschaft. Aufgrund dieser Tatsachen standen Frauen schon immer unter dem Zwang, etwas für ihre Schönheit tun zu müssen. Schönheit wird uns von der Gesellschaft aufgezwungen und vor allem Frauen, dass „schwache Geschlecht" fühlen sich dadurch unter Druck gesetzt.

Ein schlanker Körpertyp wird mit positiven sozialen Eigenschaften verbunden, während Fettleibigkeit negativ bewertet wird.
Heutzutage werden Frauen ständig mit Botschaften der „Schönheit" durch die Medien bombardiert.
Die schlanke Frau aus der Werbung sieht immer gut aus, ist gebildet, immer fröhlich, arbeitet und verdient Geld und ganz nebenbei macht sie noch den Haushalt und erzieht die Kinder. Kaum eine Frau kann diesem übertriebenen Bild gerecht werden. Trotz allem messen sich viele daran.
Es ist deshalb nicht verwunderlich, dass gerade Frauen mit niedrigem Selbstwertgefühl und verzerrtem Körperbild, versuchen ihre Probleme mit Hilfe einer Essstörung zu bewältigen.

- Welche Einflüsse haben TV-Sendungen wie „Germany´s Next Topmodel" oder „Besser Essen" auf unsere Gesellschaft?

Die Medien stellen im 21. Jahrhundert eine bedeutende wirtschaftliche Branche dar.
Tagtäglich sind Menschen der Wirkung von Medien, wie Fernsehen, Zeitschriften und Internet ausgesetzt. Es dreht sich alles nur um Oberflächlichkeiten wie Schönheit, Reichtum etc.
Diese Medien beeinflussen die Verinnerlichung eines Schönheitsideals, was eine körperliche Unzufriedenheit bewirken und mit einer verzerrten Wahrnehmung des Körperbildes einhergehen kann.
Kommt es zu einer körperlichen Unzufriedenheit kann diese zu gezügeltem Essverhalten und negativen Gefühlen führen.

Jugendliche, die sich in der Entwicklungsphase befinden, brauchen Vorbilder. Es ist nicht verwunderlich, dass in der heutigen Zeit der Fernseher eine große Rolle spielt. Shows wie „Germany's Next Topmodel" von Heidi Klum wirken einer „normalen" medialen Darstellung von Körpern entgegen. Nur die wenigsten Menschen wiegen 52kg bei einer Körpergröße von 1,76 Meter (was laut Heidi Klum und der Juroren noch als zu dick galt).

Wie soll es den Jugendlich da möglich sein, ein gesundes Selbstbild, einen gesunden Bezug zur Realität und ihrem eigenen Körper herzustellen?! Was bleibt, ist Unzufriedenheit, Selbsthass und der eventuelle Abrutsch in eine mannigfaltige Essstörung.

Unserer Meinung nach sollten diese Shows verboten werden, da sie einen unerreichbaren „Mager-Wahn“ hervorrufen können.

TV-Sendungen wie „Besser Essen“ hingegen zeigen Lösungswege aus falschem Ernährungsverhalten auf.
Allerdings müssen auch diese Sendungen differenziert gesehen werden. Unserem Erachten nach wäre es sinnvoller, wenn Kinder und Jugendliche anstatt vor dem Fernseher zu sitzen, sich körperlich und geistig aktiver betätigen würden.
Sport und erlebnispädagogische Maßnahmen fördern nachweislich die Stärkung von Selbstvertrauen, sozialen Kontakten, kommunikatives Erleben und wirken Übergewicht entgegen. Nur durch diese Maßnahmen ist es möglich einen gesunden und realen Bezug zur eigenen Körperlichkeit zu entwickeln.

Literaturverzeichnis

Absenger, Iris (2003). „Die verkörperte Bulimie". *Bulimische Körperlichkeit und sinnesbewußte Bewegungskonzeption.* Butzbach-Griedel: Afra-Verlag.

Absenger, Iris (2005). „Die verkörperte Essstörung, Anorexie – Bulimie – Adipositas". *Erleben erleiden: umfassender Therapieüberblick und ein Körperausdrucksmodell.* Herbolzheim: Centaurus-Verlag.

Aliabadi, Christiane, Wolfgang Lehnig (1985). „Wenn Essen zur Sucht wird". *Ursachen, Erscheinungsformen und Therapie von Essstörungen.* 3.Aufl. München: Kösel-Verlag GmbH & Co.

Baeck, Sylvia (2006). „Essstörungen". *Leitfaden für Eltern, Angehörige, Partner, Freunde, Lehrer und Kollegen.* (Hrsg.*)* BZgA. Köln: Bachem

Bauer, B.G., W.P. Anderson, R.W. Hyatt (1992). „Bulimie". *Eine Behandlungsanleitung für Therapeuten und Betroffene.* Weinheim: Psychologie Verlags Union.

Beushausen, Jürgen (2004). „Essstörungen und Multiple Süchte". *Gesundheit und Krankheit in der Familie- ein systemtheoretischer Zugang.* Leer: Grundlagen und Praxis, Wissenschaftlicher Autorenverlag KG.

Bissegger, Monica, Gisela Bräuner-Gülow, Stefanie Brongs, Sabine Klitzke-Pettener, Susanne Reinhold, Karl-Heinz Ruckgaber, Martin Schäfer, Jürgen Weik (1998). „Die Behandlung von Magersucht – ein integrativer Therapieansatz. *Ein Therapeutenteam aus der Filderklinik berichtet.* Stuttgart: Freies Geistesleben.

Buchholz, Helga (2001). „Die verzehrte Frau". *Anorexie und Bulimie im Spiegel weiblicher Subjektivität.* Opladen: Leske+Budrich.

Buddeberg-Fischer, Barbara (2000). „Früherkennung und Prävention von Essstörungen". *Essverhalten und Körpererleben bei Jugendlichen.* Stuttgart: F. K. Schattauer Verlagsgesellschaft mbH.

Bruch, Hilde (1990). „Das verhungerte Selbst". *Gespräche mit Magersüchtigen.* Frankfurt am Main: Fischer Taschenbuchverlag.

Bruch, Hilde (1991). „Eßstörungen". *Zur Psychologie und Therapie von Übergewicht und Magersucht.* Frankfurt am Main: Fischer Taschenbuchverlag.

Bruch, Hilde (1994). „Der goldene Käfig". *Das Rätsel der Magersucht.* Frankfurt am Main: Fischer Taschenbuchverlag.

Bruch, Hilde (2004). „Eßstörungen". Zur *Psychologie und Therapie von Übergewicht und Magersucht.* 9. Aufl. Frankfurt am Main: Fischer Taschenbuchverlag.

Buhl, Charlotte (1987). „Magersucht und Eßsucht“. *Ursachen/Beispiele/Behandlung.* Stuttgart: Hippokrates Verlag GmbH.

Buhl, Charlotte (1991). „Magersucht und Eßsucht“. *Ursachen/Beispiele/Behandlung.* Stuttgart: Hippokrates Verlag GmbH.

Cuntz, Ulrich, Andreas Hillert (2003). „Essstörungen“. *Ursachen, Symptome, Therapien.* München: C.H. Beck oHG.

Constam, Dorette (1993) „Befreiung aus dem Hungerturm“. *Hilfe für Magersüchtige.* 2.Aufl. Bern: Blaukreuz-Verlag Bern

Dana, Mira, Marilyn Lawrence (1990). „Die verschwiegene Krankheit“. *Bulimie: Warum Frauen zwanghaft essen.* München: Wilhelm Heyne Verlag GmbH & Co. KG.

Delesen Pia (1997). „Anorexia nervosa“. *Möglichkeiten und Probleme der Diagnostik, Ätiologie und Intervention.* Pfaffenweiler: Centaurus Verlagsgesellschaft.

Deuser, Karin, Elisabeth Gläser, Daniela Köppe (1995). „90 – 60 – 90 Zwischen Schönheit und Wahn“. *Das Buch zum Schlankheitskult,* Berlin: Zyankrise Druck & Verlag.

Deter, Hans-Christian, Wolfgang Herzog (1995). „Langzeitverlauf der Anorexia nervosa“. *Eine 12-Jahres- Katamnese.* Göttingen: Vandenhoeck und Ruprecht.

Dohrenbusch, Ralf, Lisa Krane (1999). „Chance Psychotherapie“. *Angebote sinnvoll nutzen.* Düsseldorf: Verbraucherzentrale NRW.

Ehle, Gisela Prof. Dr. med. (1992). „Ich finde nicht mein Mass“. *Magersüchtig, esssüchtig, essbrechsüchtig? Seelische, körperliche und soziale Ursachen. Behandlungsmöglichkeiten.* Berlin: Sport und Gesundheit Verlag GmbH.

Feistner, Renate (1995). „Der psychische Hunger“. *Aspekte von Essstörungen.* Geesthacht: Neulandverlag.

Fichter, Manfred M. (1985). „Magersucht und Bulimia“. *Empirische Untersuchungen zur Epidemiologie, Symtomatologie, Nosologie und zum Verlauf.* Berlin: Springer Verlag.

Fichter, Manfred (1989). „Bulimia nervosa“. *Grundlagen und Behandlung.* Stuttgart: Ferdinand Enke Verlag

Focks, Petra, Gabriele Trück (1987). „Maskerade der Weiblichkeit“. *Ess-Brech-Sucht; Gratwanderung zwischen Anpassung und Verweigerung. Paffenweiler: Centaurus-Verlagsgesellschaft*

Gerlinghoff, Monika (1985). „Magersüchtig". *Eine Therapeutin und Betroffene berichten.* München: R. Piper GmbH & Co. KG

Gerlinghoff, Monika Dr. med., Dr. med. Herbert Backmund, Dr. phil. Norbert Mai (1988). „Magersucht". *Auseinandersetzung mit einer Krankheit.* München; Weinheim: Psychologie Verl.-Union.

Gerlinghoff, Monika Dr. med., Dr. med. Herbert Backmund, Dr. phil. Norbert Mai (1993). „Magersucht und Bulimie". *Verstehen und bewältigen.* 3. akt. Auflage. Weinheim und Berlin: Quadriga.

Gerlinghoff, Monika, Herbert Backmund (1995). „Therapie der Magersucht und Bulimie". *Anleitung zu eigenverantwortlichem Handeln.* Weinheim: Psychologie Verlag Union.

Gerlinghoff, Monika (1998). „Magersucht und Bulimie – Innenansichten". *Heilungswege aus der Sicht Betroffener und einer Therapeutin.* 2. Aufl. München: Pfeiffer

Gerlinghoff, Monika, Herbert Backmund (2000). „Was sind Essstörung?". *Ein kleines Handbuch zur Diagnose, Therapie und Vorbeugung.* Weinheim, Basel: Beltz Verlag.

Gerlinghoff, Monika Dr. med., Dr. med. Herbert Backmund (2004). „Wege aus der Essstörung". Stuttgart: Trias Verlag.

Grauer, Angelika, Peter F. Schlottke (1987). „Muß der Speck weg?". *Der Kampf ums Idealgewicht im Wandel der Schönheitsideale.* München: Deutscher Taschenbuch Verlag GmbH & Co.KG.

Habermas, Tilmann (1990). „Heißhunger". *Historische Bedingungen der Bulimia nervosa.* Frankfurt am Main: Fischer Taschenbuch Verlag GmbH.

Habermas, Tilmann (1994). „Zur Geschichte der Magersucht". *Eine medizinpsychologische Rekonstruktion.* Frankfurt am Main: Fischer Taschenbuch Verlag GmbH.

Hambrecht, Martin (1987). „Gaumenfreuden-Seelenleiden". *Wie wir Eßzwang überwinden können.* Freiburg im Breisgau: Herder Verlag

Heissmann, Nicole (2006). „Wenn jeder Bissen quält". STERN 11. S.67

Herzog, Wolfgang, Dietrich Munz, Horst Kächele (1996). Analytische Psychotherapie bei Essstörungen. *Therapieführer.* Stuttgart: F. K. Schattauer Verlagsgesellschaft mbH.

Jacobi, Corinna, Andreas Thiel, Thomas Paul (1996). „Kognitive Verhaltenstherapie bei Anorexia und Bulimia nervosa". Weinheim: Psychologie Verlags Union.

Jacobi, Corinna, Thomas Paul, Andreas Thiel (2004) „Essstörungen". Göttingen: Hogrefe-Verlag GmbH & Co. KG.

Karren, Ulrike (1990). „Die Psychologie der Magersucht". *Erklärung und Behandlung von Anorexia nervosa.* 2.Aufl. Bern: Hans Huber Verlag.

Kämmerer, Annette, Barbara Klingenspor (1989). „Bulimie". *Zum Verständnis einer geschlechtsspezifischen Eßstörung.* Stuttgart: W. Kohlhammer GmbH.

Klotter, Christoph (1990). „Adipositas als wissenschaftliches und politisches Problem". *Zur Geschichtlichkeit des Übergewichts.* Heidelberg: Roland Asanger Verlag.

Köpp, Werner, Georg Ernst Jacoby (1996). „Beschädigte Weiblichkeit". *Eßtörungen, Sexualität und sexueller Missbrauch.* Heidelberg: Roland Asanger Verlag.

Kriz, Jürgen Prof. Dr. (2001) „Grundkonzepte der Psychotherapie". 5. Aufl. Weinheim: Psychologie Verlags Union, Verlagsgruppe Beltz.

Langlotz-Weis, Maren (1986). „Ratgeber bei Essstörungen". Freiburg im Breisgau : Lambertus-Verlag.

Langsdorff, Maja (1986). „Die heimliche Sucht, unheimlich zu essen". Frankfurt am Main: Fischer Taschenbuch Verlag

Legenbauer, Tanja, Silja Vocks (2006). „Manual der kognitiven Verhaltenstherapie bei Anorexie und Bulimie". Heidelberg: Springer Medizin Verlag.

Leibold, Gerhard (1986). „Wenn das Eßverhalten gestört ist". Wiesbaden: F. Englisch Verlag.

Lützenkirchen, Anne (1999). „Essstörungen". *Ursachen, Erscheinungsformen, Behandlungen und Vorbeugung aus gesundheitswissenschaftlicher Sicht.* Münster: LIT – Verlag.

Meermann, Rolf, Ernst-Jürgen Borgart (2006). „Essstörungen". Anorexie *und Bulimie. Ein kognitiv-verhaltenstherapeutischer Leitfaden für Therapeuten.* Stuttgart: W. Kohlhammer GmbH.

Meermann, Rolf, Walter Vandereycken (1987). „Therapie der Magersucht und Bulimia nervosa". *Ein klinischer Leitfaden für den Praktiker.* Berlin: Walter de Gruyter.

Menche, Nicole Dr. med. (2004). „Pflege Heute". 3. Aufl. München: Urban & Fischer Verlag.

Merta, Sabine (2003). „Wege und Irrwege zum modernen Schlankheitskult". *Diätkost und Körperkultur als Suche nach neuen Lebensstilformen von 1880 – 1930.* Stuttgart: Franz Steiner Verlag Wiesbaden GmbH.

Osterloh-Schäfer, Stefan, Dr. Verena Vogelbach-Woerner (2006). „Mal dick mal dünn". Hannover: Landesstelle Jugendschutz Niedersachsen.

Palazzoli, Mara Selvini (1986). „Magersucht". *Von der Behandlung einzelner zur Familientherapie.* 3. Aufl. Stuttgart: Klett-Cotta.

Posch, Waltraud (1999). „Körper machen Leute". *Der Kult um die Schönheit.* Frankfurt am Main: Campus Verlag.

Proissl, Eva (2005). „Gemeinsam durch dick und dünn". *Praxishandbuch zur Prävention von Essstörungen in Schule und Jugendarbeit.* Mainz: Landeszentrale für Gesundheitsförderung.

Pudel, Volker (1982). „Zur Psychogenese und Therapie der Adipositas". *Untersuchungen zum menschlichen Appetitverhalten.* 2. Aufl. Berlin: Springer-Verlag.

Pudel, Volker (2003). „Adipositas". Göttingen: Hogrefe Verlag.

Reich, Günter Dr. phil. Dipl.-Psych., Dipl.-Päd. Cornelia Götz-Kühne, Dipl.-Psych. Uta Killius (2004). „Essstörungen". *Magersucht – Bulimie – Binge Eating.* Stuttgart: Trias Verlag

Schütze, Gerd (1980). „Anorexia nervosa". Stuttgart: Hans Huber Verlag.

Schwarzer, Wolfgang (2004). „Lehrbuch der Sozialmedizin für Sozialarbeit, Sozial- und Heilpädagogik". 5. Aufl. Dortmund: Löer Druck GmbH.

Script (2006/07). „Entwicklungspsychologie: Thema Klientenzentrierte Gesprächsführung". Modul 10. Studiengang Pflege Bachelor.

Stahr, Ingeborg, Ingrid Barb-Priebe, Elke Schulz (1998). „Eßstörungen und die Suche nach Identität". Ursachen, *Entwicklungen und Behandlungsmöglichkeiten.* 2. Aufl. Weinheim München: Juventa Verlag.

Steinbrenner, Birgit, Martina Schönauer-Cejpek (2003). „Essstörungen Anorexie – Bulimie – Adipositas". *Therapie in Theorie und Praxis.* München: Wilhelm Maudrich.

Stimmer, Franz (2000). „Lexikon der Sozialpädagogik und der Sozialarbeit". 4.Aufl. München: Oldenburg.

Tarr-Krüger. Irmtraud (1989). „Verhungern im Überfluß". *Bulimie: Eine neuer Ansatz zum Verständnis und zur Therapie.* Heidelberg: Roland Asanger Verlag.

Tarr-Krüger, Irmtraud (1990). „Bulimie und Widerstand“. *Ein musiktherapeutisch orientierter Ansatz.* Heidelberg: Roland Asanger Verlag.

Tuschen-Caffier, Brunner, Irmela Florien (2002). „Teufelskreis Bulimie“. *Ein Manual zur psychologischen Therapie.*, Göttingen: Hogrefe- Verlag.
Tuschen-Caffier, Brunner, Martin Pook, Anja Hilbert (2005). „Diagnostik von Essstörungen und Adipositas“. Göttingen: Hogrefe-Verlag.

Vandereycken, Walter, Rolf Meermann (2003). „Magersucht und Bulimie“. *Ein Ratgeber für Betroffene und Ihre Angehörigen.*
Bern: Hans Huber.

Vogelsang, Monika, Petra Schuhler, Manfred Zielke (2005). „Essstörungen“. *Klinische Behandlungskonzepte und praktische Erfahrungen.* Lengerich: Pabst Science Publishers.

Weight Watchers Fernprogramm (2002)

Westendorf-Bröring, Elisabeth (2004). „Mal dick mal dünn“. Hannover: Landesstelle Jugendschutz Niedersachsen.

Wirth, Alfred (2003). „Adipositas Fibel“. 2. Aufl. Berlin: Springer Verlag.

Wolfrum, Christine, Heike Papenfuss (1993). „Wenn die Seele nicht satt wird“. *Wege aus Bulimie und Magersucht.* Düsseldorf: Patmos.

Internetverzeichnis

„Ambulante Beratung bei Essstörungen“ (2007)
http://www.bzga-ernaehrung.de/661.0.html

Ärzte Woche, (2004). „Die „neuen“ Süchte unter der Lupe“. 18. Jahrgang Nr. 22
http://www.aerztewoche.at/viewArticleDetails.do?articleld=2005

„BMI-Rechner“
http://www.bmi-rechner24.de/bmi tabelle body mass index 70.html

„BodyTalk“
http://www.essstoerungen-frankfurt.de/bodytalk

British Journal of Psychiatry (2005). S.187; 268-273
http://bjp.rcpsych.org/cgi/reprint/187/268?maxtoshow=&HITS=10&hits=10&RESULTFORMAT=&author1=senior&fulltext=bristol&searchid=1&F

IRSTINDEX0&hits=10&RESULTFORMAT=0&sortspec=relevance&resourcetype=HWCIT

Gershaw, David A., Ph.D. (1992). „Line of Life". adapted from John Dworetzky's Psychology. West Publishing, 1985, pages 278-279. http://virgil.azwestern.edu/~dag/lol/Obesity.html

Goethe, Johann Wolfgang von http://zitate.net/zitate/sch%C3%B6nheit/zitate4072.html

„Korrekt Kochen!" – Kochworkshops für Jugendliche http://www.powerbreak.de/korrekt_kochen.44.0.html

„Kosten einer Behandlung" (2007) http://www.bzga-ernaehrung.de/638.0.html

Mersch, Ina (2007). „Orthorexie - Wenn gesundes Essen krank macht" http://www.gesundheit.de/ernaehrung/essstoerungen/orthorexie/index.html

„Prävention" (2007) http://www.bzga-essstoerungen.de/praevention.htm

Reich, Witte-Lakemann, Killius (2005). „Leitlinien zur Behandlung von Essstörungen". http://www.bundesfachverbandessstoerungen.de/de/8/leitlinien_zurbehandlung_von_essstoerungen.html

Schirmer, Stephanie cand. oec. troph. (2004). „Binge-Eating: Fress-Anfälle bis der Kühlschrank leer ist". http://www.medizin.de/gesundheit/deutsch/.htm

WDR 2 Mittagsmagazin (2007). „Wir sind die Dicksten". http://www.wdr.de/radio/wdr2/mima/375280.phtml

Wikipedia (2007). „Prävention“.
http://de.wikipedia.org/wiki/Pr%C3%A4vention

Wikipedia (2007). „Pro-Ana“.
http://de.wikipedia.org/wiki/Pro-Ana

Wikipedia (2007). „Verhaltenstherapie“.
http://de.wikipedia.org/wiki/Verhaltenstherapie

http://www.peterahne.de/spruch.htm

Anhang

Anhang 1

Interview mit einer Beratungsstelle für essgestörte Menschen (möchte namentlich nicht erwähnt werden)

I: Wie lang besteht ihre Einrichtung schon und wie und durch wen wird sie geleitet?

B: Ich weiß nicht genau wie lange die Beratungsstelle schon besteht, ich bin erst kurz dabei, jedoch mind. 25 Jahre. Geleitet wird sie von Beginn an, von Hr. Prof. W. ehemaliger Professor an der FH. Im Zuge einer Projektarbeit wurde diese Beratungsstelle gegründet.
Die psychosoziale Kontakt- und Beratungsstelle beinhaltet Betreutes-Wohnen für psychisch Kranke und eine Beziehungsberatungsstelle für jüngere Menschen.

I: Wie viele Mitarbeiter arbeiten hier und können sie bitte etwas näher auf deren Aufgaben und Ausbildungen eingehen?

B: Hier arbeiten alles diplomierte Sozialarbeiter und Sozialpädagogen und eine Verwaltungskraft.
In der Beratungsstelle sind es 3 Mitarbeiter, beim Betreuten Wohnen arbeiten 5 Mitarbeiter, Klienten die betreut wurden arbeiten auch noch mit.
Jeder Bereich hat ein eigenes Ziel, eine eigene Zielsetzung, aber auch gemeinsame Ziele, indem beide Bereiche vertreten sind. Das heißt es gibt viel überschneidende Arbeit und Berührungspunkte.

I: Wie wird die Einrichtung finanziert?

B: Das ist ganz unterschiedlich. Meist durch öffentliche Zuschüsse, Bußgelder und Spenden. Im Allgemeinen ist es schwierig. Wie sind auf Spenden angewiesen.

I: Welche Essstörung tritt am häufigsten aus?

B: In dieser Einrichtung tritt Magersucht in Verbindung mit Ess-Brech-Sucht am häufigsten auf, wobei bei diesen Krankheitsbildern die Symptome ja oft fliesend sind. Es ist keine genaue Abgrenzung möglich.

I: Gibt es Behandlungsrichtlinien, die allgemeingültig sind?

B: Wir behandeln hier nicht, unsere Aufgabe ist, wenn es denn dann klar ist, dass dieser Mensch der hier bei uns Hilfe sucht, eine Essstörung hat, und dieser Mensch das auch so benennt, und das für ihn die Grundlage ist, sich mit uns in Verbindung zu setzen, erst dann versuchen wir erstmal überhaupt ein Klima zu schaffen, in dem sich der ratsuchende Mensch wohlfühlen kann.

Wir sagen also nicht "oh sie sind essgestört und jetzt gehts hier los", sondern es sind ja hier ja in erster Linie erwachsene Menschen, die zu uns kommen und die nach jahrelangen Versuchen diese Essstörungen in den Griff zu bekommen, immer wieder damit konfrontiert sind das es eben nicht schnell geht.

Wichtig für uns hier in der Arbeit ist, dass wir auch darauf achten wie es dieser Person geht, ist sie in ärztlicher Behandlung, eventuell in psychiatrischer Behandlung, wie sieht ihr familiäres Netz aus, und das wir sie auch dahingehend beraten, sich in ärztliche oder psychiatrische Behandlungen zu begeben, je nachdem worum es geht.

Es geht also nicht darum das wir eine Therapie anbieten.

I: Können sie uns einen Therapieverlauf schildern? (wie gearbeitet wird...etc.)

B: Es gibt in der Beratungsstelle keine Therapie, keine Psychotherapie in dem Sinne.

Wir sind eine Beratungsstelle, hier kommen Menschen zu uns, die wissen, dass sie eine Essstörung haben, zum Beispiel auch in ärztlicher Behandlung sind, oder eine Psychotherapie beantragt haben.

Die Wartezeiten bei einer Psychotherapie sind zwischen einem viertel bis einem halben Jahr lang. Die meistens nutzen die Möglichkeit, hier diese Zeit zu überbrücken.

Die Wartezeit wird hier mit unterstützenden Gesprächen überbrückt, dass heißt es geht dann immer um Motivation, um durchzuhalten, um gemeinsam zu gucken, was sind die Auslöser, welche belastenden Faktoren treten auf und wie können die Betroffenen sich hier Entlastung holen.
Es geht bei den Menschen nicht nur immer um die Essstörungen, sondern ganz häufig um diese ganzen psychosozialen Belange, Lebensunterhalt sichern, Arbeitsplatzprobleme, Probleme in der Familie, das spielt da alles mit rein.
Für mich bedeutet Hilfe bei einer Beratungsstelle zu holen, das es die ersten Schritte sind sich Hilfe zu holen und es ist für mich auch Therapieverlauf, weil das was ich als Heilungsversuch bezeichne, das ist ja ein langwieriger Prozess, der Versuch ist nicht positiv abgeschlossen, indem jemand nun grade mal eben eine Psychotherapie macht. Das Leben läuft anders.
Der Therapieverlauf, wenn wir das auf eine Beratungsstelle beziehen, Prozess in dem sich ein Mensch unterzieht, im Prozess seiner Heilung, beginnt also hier. Die Beratungsstelle gehört dazu, sowie die Erziehungsberatungsstellen in jüngeren Jahren oder die stationäre oder ambulante Therapie. Gerade nach einem stationären Aufenthalt sind dies wichtige Anlaufstellen, denn dann geht es wieder darum „wie geht es jetzt weiter?".
Auch wenn der Betroffene merkt „Ich bekomme meine alten Schwierigkeiten wieder und was mache ich jetzt?". Und dann gibt es wieder die Möglichkeit, ambulante Gespräche zu führen, oder auch in eine Gesprächsgruppe zu gehen oder sich Hilfe beim Gründen einer Selbsthilfegruppe zu holen.

I: In welchen Situationen kommen Betroffene zu Ihnen? (freiwillig, unfreiwillig)

B: Nur freiwillig, wobei natürlich freiwillig ein weiter Begriff ist. Unfreiwillig würde bedeuten, nur auf richterlichen Beschluss. Die Eltern oder Freunde sind sehr oft die treibende Kraft, aber letztendlich muss die betroffene Person für sich selbst der Meinung sein. Geschickt werden bringt überhaupt nichts. Wenn jemand nicht motiviert ist, an dem Leidenszustand, denn mit dieser Erkrankung ist auch ein großes Leiden verbunden, sowohl bei den Betroffenen als auch bei den Angehörigen, die auch ganz massiv mitbetroffen sind, etwas zu ändern, dann kann ich nicht helfen. Was will ich mit einem Menschen hier besprechen, der der Meinung ist „ich will eigentlich gar nicht, aber meine Mutter meinte ich solls machen"?

I: Gibt es typische Charaktereigenschaften von essgestörten Patienten? (Wesenseigenschaft)

B: Das stigmatisierend in meinen Augen. Ich erlebe hier oft, dass magersüchtige oder essbrechsüchtige Frauen häufig sehr leistungsorientiert, zielorientiert, Frauen die durchaus noch im Berufsleben stehen, sehr emsig sind sehr fleißig und sehr leistungsbetont sind. Das wird sicherlich auch hier in der Beratung ein Thema werden, und ich erlebe diese Frauen häufig sehr unter Druck, es gut und richtig machen zu müssen, toll und angesehen zu sein.

I: Wie hoch sind die Heilungschancen, gibt es eine aktuelle Rückfallquote?

B: Es gibt keine wirkliche dauerhafte Heilung, sondern es geht darum, mit dieser Erkrankung zu leben.

Ich spreche nicht von Heilung, ich spreche von Linderung einer Erkrankung, die wie viele andere Erkrankungen chronisch verläuft, und es geht darum ein Bewusstheit zu erlangen, über Ursachen, die Möglichkeiten Erfahrungen zu sammeln. Zu üben, einzutrainieren, seelisch und ganz lebenspraktisch wie man Auslöser vermeiden, verhindern und verringern kann.

Hauptsächlich geht es uns darum wie wir Betroffenen helfen können ihr Leben zu gestalten, zum Beispiel durch Unterstützung einer Selbsthilfegruppe, beraterische Unterstützung in größeren Abständen, so das es ihnen möglich ist, möglichst lange Intervalle ohne Symptome leben zu können.

Es wird immer Rückfälle geben, besonders in seelisch schwierigen Situationen. Es ist ganz wichtig dieses zu wissen. Dies ist für mich völlig normal und gibt es in anderen Suchtbereichen auch.
Es geht darum, möglichst lange ohne Symptome zu bleiben und wenn es zum Rückfall kommt, zu wissen was kann man tun, ohne dass man lange in einem Rückfall verweilt. Wichtig ist, dass soziale Netz bei Betroffenen muss gebildet werden und die Frau muss aktiv dran beteiligt sein. Eine Beratungsstelle hat unter anderem auch die Aufgabe psychosoziale Kontakte aufzubauen, also ein Hilfenetz, untereinander. Je besser sie sich kennen, umso einfacher ist es in belastenden Situationen sich untereinander zu helfen.
Zu diesem Netz gehören auch die behandelnden Ärzte, eventuell Familien und Angehörige. Aber erstmal ist es wichtig, dass die Betroffenen sich untereinander auch dieses Netzt geben können. Das ist ein wichtiges Ziel der Gruppe.

I: Die sozialpädagogische Arbeit sieht in Ihrer Einrichtung wie aus?

B: Von morgens 9-13 Uhr sind wir persönlich erreichbar zwischen 13 und 14 Uhr der AB weil Mittagspause ist, 14-19 Uhr ist hier immer jemand anwesend von den Beratern. Auch vormittags sind Berater anwesend
Fr. bis 16:00 Uhr, bis 19:00 Uhr ist der Dienst abgedeckt
Wir führen Einzelgespräche, wir leiten Gruppen, wir gehen in Institutionen und stellen unsere Arbeit vor. Ich gehe auch in Schulen, ich arbeite auch in einem Lehrerkollegium mit, zum Thema Essstörungen, das sind so die Formen unserer Arbeit.

I: Gibt es neue Wege, bzw. Erkenntnisse auf Grund der von Ihnen durchgeführten Maßnahmen zur Behandlung Essgestörter?

B: Wir behandeln nicht!

I: Wie gehen Betroffene mit ihrer Krankheit um?

B: Ich seh das so, dass die Betroffenen so gut mit ihren Schwierigkeiten und Problemen umgehen wie sie es in dem jetzigen jeweiligen Zeitpunkt können.

Zu mir kommen Menschen, die bis jetzt ihr Leben kompetent gemeistert haben, und versucht haben ihr Problem in den Griff zu kriegen. Sie versuchen ihr Problem(e) auf Ihre Art zu meistern. Leider hat sich natürlich auch für sie erwiesen, dass sie auf die bisherige Art das Problem nicht lösen konnten, sondern dass alles noch umfangreicher und schwieriger wird.

I: Wie verhalten sich Familienmitglieder/Freunde/Partner?

B: Meistens wollen sie ganz viel helfen, was meistens nichts bringt. Natürlich sind sie auch verzweifelt und können sich ganz selten ihre Machtlosigkeit eingestehen. Sie versuchen immer wieder neue Wege zu finden. Also ich finde es für Angehörige ganz wichtig, sich in Beratung zu begeben, ebenso im Suchtbereich.
Es ist natürlich für die Familien unglaublich leidvoll, hart und belastend zu erleben, wie ihr Kind und selbst wenn es auch erwachsen ist, mit dieser Beeinträchtigung leben muss.
Hinter einer Essstörung ist auch meist eine seelische Störung versteckt, es geht auch darum diese zu erkennen.
Seelische Störungen wären zum Beispiel die typische Boderline-Störung. Dieser Mensch befindet sich zwischen dem Grad Neurose und Psychose, es geht um sehr schnell wechselnde Befindlichkeit, keine ich Stabilität.
Die Diagnose ist für Beratungsstellen eher zweitrangig.
Angehörige sollen sich frühzeitig Beratung holen. Die meisten Familien warten zu lange, weil sie sich schämen, schuldig fühlen und oder dazu beigetragen haben, dass es zu dieser Störung gekommen ist.

I: Handelt es sich in Ihren Augen bei Essstörungen um eine Sucht?

B: Zu diesem Thema gibt es Hefte der Bundeszentrale für Essstörungen.

I: Was müsste sich Ihrer Meinung nach ändern (gesellschaftlich, sozial, familiär, kulturell) um Essstörungen entgegenzuwirken?

B: Auch hierzu gibt es Material in der Suchtpräventionsstelle im Diakonischen Werk.

Ich bin jedoch der Meinung, dass schon in der Schule oder früher begonnen werden sollte über diese Problematik zu reden.

Anhang 2

Interview mit Frau Tina Wienröder von der Suchtpräventionsstelle Diakonisches Werk, Fulda

I: Können Sie bitte den Begriff Prävention mit dem Bergriff Essstörungen verbinden?

P: Also ich glaube ich muss erstmal was zum Thema Prävention allgemein erklären.

Also erstmal der Begriff Prävention. Die Suchtprävention ist auch eine Art der Prävention und zwar die Tertiärprävention. Es ist die Prävention die sich damit beschäftigt, dass man Menschen die in einer Sucht drin gewesen sind und es geschafft haben da wieder rauszukommen, denen die Hilfe zugeben, da nicht rückfällig zu werden.

Die Sekundärprävention im Suchtbereich. Das ist die Prävention die sich an Jugendliche richtet, die z.B. einen kritischen Alkoholkonsum oder einen kritischen Umgang mit anderen Drogen haben. Hier gibt man eine Hilfestellung, dass es nicht in der Sucht endet.

Das Aufgabenfeld was von den Fachstellen in erster Linie angeguckt wird, ist die Primärprävention, weils die wirksamste Prävention ist. Das ist die Prävention die sich an ganz junge Menschen richtet. Nämlich an Kindergartenkinder, Grundschulkinder, sage ich mal bis max. 12 Jahre. Das sind die Menschen die noch keinen Suchmittelkontakt hatten und man arbeitet mit diesen Leuten, bzw. die Programme sind so ausgerichtet, dass die sozialen Kompetenzen gestärkt werden. Selbstbewusstsein, Konfliktfähigkeit, Frustrationstolleranz, all diese Dinge werden gestärkt und gefördert. Da werden Eltern geschult, die dann mit ihren Kindern entsprechend umgehen können, da werden ErzieherInnen mit Programmen versorgt und geschult. LehrerInnen bekommen Hilfen an die Hand, um damit umzugehen. Das ist jetzt erstmal das Grobe.

Bei den Essstörungen ist es so, dass Essstörungen ein Verhalten mit suchtähnlichem Charakter sind.

Und Essstörungen an sich als Einzelding, kann man auch schlecht so sehen. Zu Essstörungen und auch zu wirksamen Prävention und wirksamen Umgang damit, gehört auf jedenfall noch der Bereich Bewegung, Ernährung und Körpergefühl. Das gehört irgendwie mit zusammen.
Ich würde mal sagen, Prävention im Bezug auf Essstörungen, liegt in der Primärprävention auch mit drin, denn da wird eben auch geguckt, dass die Kinder Stärkung kriegen, das die selbstbewusster werden, das die ein Körpergefühl kriegen, indem man auch Bewegung und Ernährung mit denen macht. Dass die das einfach lernen, das sich das toll anfühlt wenn man müde ist und dann schlafen kann, wenn man satt ist und gute Sachen gegessen hat.
Das sind einfach die Dinge, die im Endeffekt bei der Primärprävention auch in den Bereich Essstörungen mit reinfallen.
Dann kann man ganz klar und konkret mit dem Mittel arbeiten. Es gibt Programme, die beziehen sich auch auf Essstörungen und da werden dann mit älteren Kindern bestimmte Dinge durchgeführt, d.h. denen wird dann auch so ein bisschen erklärt, wie kann ich denn einfach meine Ernährung gut gestalten.
Es gibt da von der Bundeszentrale für gesundheitliche Aufklärung Programme, die richten sich vorallen Dingen an Schüler. Die gehen in Schulen, und arbeiten mit denen zum Thema Essen, zum Thema Bewegung.
So gibt es im Endeffekt immer neue Möglichkeiten. Beim Thema Essstörungen geht es wirklich auch wieder darum das Körpergefühl in den Fokus zu kriegen und mit den Kindern dazu zu arbeiten. Wie fühle ich mich wann? Und es gibt auch da spezielle Dinge für Mädchen. Es gibt ja das Frankfurter Zentrum für Essstörungen, die arbeiten ganz viel mit Mädchen und die haben Programme, wie z.B. Bodytalk – da gehen die in Schulklassen, arbeiten nur mit Mädchen. Was heißt eigentlich gesundes Körpergefühl? Oder wie geht's mir denn damit? Oder was verbirgt sich denn hinter diesem vermeintlichen Schönheitsideal? Wie fing das an? Dann gehen die in die Vergangenheit mit dem Korsett und erklären wie sich das alles entwickelt hat.

Dann werden auch mal Mädchen einfach hingestellt, wie als wären sie ein Modell, und dann werden Fotos gemacht und dann sehen die einfach das diese Fotos in den Zeitungen nur Kunstwerke sind und keine normalen Fotos.

Und das jeder so aussehen kann, wenn man ihn so herrichtet. Das sind so Ansätze, die man zum Thema Prävention und Essstörungen bisher erarbeitet hat.

Prävention möchte, dass viele Menschen mitarbeiten und es langfristig ist. Und nicht das einmal punktuell etwas gemacht wird, das ist so ne Idee, das ist auch ganz schön, aber das sollte in so einem Rahmen stehen von anderen Dingen die noch gemacht werden.

I: Welche Projekte gibt es?

P: Das eine Schulprojekt was gemacht wird, ist das Projekt „Step-by-Step".

Dann gibt es von der BZgA dieses „Gut drauf". Das ist ein Projekt, was sich im Moment, sag ich mal, in Westfahlen verbreitet. Da haben die viele Kooperationsschulen die zum Thema Essen arbeiten und es sehr langzeitlich machen. Die gehen in die Schulen, die machen mit denen eine Ernährung, die anders ist, wo die Schüler mitarbeiten und beziehen diesen Projektpunkt „Ganztagsschule" mit ein. Nehmen die Schule mit ins Boot und auch alle umliegenden Vereine und arbeiten mit denen ein Programm aus. Sie schauen auch, dass die Sportvereine Übungsleiter in die Schulen bringen, die in den Pausen und am Nachmittag Bewegung machen. Die dann quasi da anleiten und schauen, das die Termine der Vereine so liegen, dass das mit der Ganztagschule klappt. Es wird also Ernährung und Bewegung kombiniert.

Es ist wirklich schwierig, wenn ich da was machen möchte, denn es müssen viele Leute mitarbeiten.

I: Wie ist die Chance, Präventionsmaßnahmen durchzusetzen?

P: Es ist so, das der Staat gesagt hat, das ist gut, das brauchen wir.

Deswegen gibt es in Hessen (und auch in anderen Bundesländern) in jeder Stadt, in jedem Landkreis eine Präventionsfachstelle. Das heißt, die ist für den ganzen Landkreis, die Stadt zuständig und hat die Aufgabe zu schauen, dass in den Kindergärten und den Schulen Präventionsprogramme umgesetzt werden. Da ist z.B. im Moment ein Programm, das heißt „Papillio". Das ist für Kindergärten das ist evaluiert, das ist erprobt. Dieses Programm wird versucht hessenweit einzuführen, in allen Landkreisen. Das bedeutet, dass in der Primärprävention diese ganzen Ressourcen gestärkt werden, dass die gefördert werden und dann hängt das damit zusammen. Dieser Baustein „gesundes Frühstück" ist ein Stück, das kann man dazu nehmen.

Aber eine Essstörung entsteht ja nicht nur dadurch, dass ich nur ein Angebot von verkehrten Lebensmitteln habe. Nein, Essstörungen entstehen ja oftmals durch irgendwelche anderen Dinge, die bei den Kindern, bei den Menschen irgendwo ins Ungleichgewicht gekommen sind. Das die Ressourcen nicht gestärkt waren, das Selbstbewusstsein nicht gestärkt war oder das bei irgendwelchen anderen Stellen Defizite sind. Dadurch, dass diese Programme umgesetzt werden, wird das natürlich gestärkt. Da wird dann durch die Programme, Primärprävention durchgeführt.

Und das ist schon ein Ansatz. Der ist auch auf dem Weg.

Viele Kindergärten arbeiten schon mit Präventionsprogrammen. Sie arbeiten kontinuierlich in diesem Bereich und nicht nur einmal im Monat. Man arbeitet zum Beispiel mit den Kindern daran, wie kann ich Gefühle ausdrücken, was bedeut das eigentlich für mich.

I: Sie sagten kontinuierlich. Wie sieht das genau aus? Wie wird es durchgeführt?

P: Es wird ab und an punktuell gearbeitet, aber die Hauptaufgabe liegt darin, dass die ErzieherInnen oder LehrerInnen von Präventionsfachkräften geschult werden. Bei „Papillo" werden die ErzieherInnen sehr umfangreich geschult. Sie bekommen sehr viel Informationsmaterial. Sie haben auch die Aufgabe ihr Verhalten zu reflektieren, sich darüber auszutauschen. In dem Moment wo die diese

Schulung durchlaufen und dadurch eine Begleitung bekommen in dem Programm, haben sie dann die Möglichkeit das umzusetzen. Das ist beim Kindergartenbereich besonders wichtig, weil die Bezugspersonen ja die ErzieherInnen sind. Deshalb werden sie fit gemacht.

I: Wie sieht ihr Tagesablauf in der Prävention aus?

P: Ab und zu gehe ich mal punktuell in Schulen. Früher war es schwieriger als heute. Heute haben die Schulen die Aufgabe sich zu „zertifizieren". Ebenso haben Lehrer die Aufgabe in zwei Jahren so und so viele Leistungspunkte zu erwerben. Um das Zertifikat für z.B. Suchtprävention zu bekommen muss etwas umgesetzt werden. Da gibt es jetzt eher die Bereitschaft zu sagen, dass Lehrer in so eine Präventionsschulung kommen um sich die Umsetzung von präventiven Maßnahmen genauer zu betrachten und die Leistungspunkte zu erwerben.

Das Projekt „Klasse 2000" gehört auch mit in diese Projekte. Es ist ein sehr weit verbreitetes Suchtpräventionsprogramm und gibt es an vielen Schulen. Auch ich bin dort mit dabei, als Gesundheitsförderin. Es wird sehr gut angenommen. Da zwei bis dreimal im Jahr jemand von außen kommt.

Ich gehe in die Schulen und mach das mit den Kindern und das finde ich eben ganz toll. Nachteil ist, dass jedes Programm so langsam, einen bestimmten Kostenfaktor bekommt.

Oftmals werden diese Kosten aber von Sponsoren übernommen.